D1595876

Dieta DASH
para la salud renal

Sara Monk Rivera • Kristin Diversi

Dieta DASH
para la salud renal

**Un plan de alimentación personalizado
para mejorar la función renal
basado en la dieta mejor evaluada de Estados Unidos**

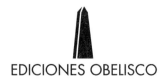

EDICIONES OBELISCO

Si este libro le ha interesado y desea que le mantengamos informado
de nuestras publicaciones, escríbanos indicándonos qué temas son de su interés
(Astrología, Autoayuda, Psicología, Artes Marciales, Naturismo,
Espiritualidad, Tradición…) y gustosamente le complaceremos.

Puede consultar nuestro catálogo en www.edicionesobelisco.com

*Los editores no han comprobado la eficacia ni el resultado de las recetas, productos, fórmulas técnicas,
ejercicios o similares contenidos en este libro. Instan a los lectores a consultar al médico
o especialista de la salud ante cualquier duda que surja. No asumen, por lo tanto,
responsabilidad alguna en cuanto a su utilización ni realizan asesoramiento al respecto.*

Colección Salud y Vida natural
Dieta Dash para la salud renal
Sara Monk Rivera y *Kristin Diversi*

1.ª edición: marzo de 2020

Título original: *Dash Diet for Renal Health*

Traducción: *Carmen Balagueró*
Corrección: *M.ª Jesús Rodríguez*
Diseño de cubierta: *Isabel Estrada*

Edita: Ediciones Obelisco, S. L.
Collita, 23-25. Pol. Ind. Molí de la Bastida
08191 Rubí - Barcelona - España
Tel. 93 309 85 25 - Fax 93 309 85 23
E-mail: info@edicionesobelisco.com

ISBN: 978-84-9111-566-3
Depósito Legal: B-4.068-2020

Impreso en los talleres gráficos de Romanyà/Valls S. A.
Verdaguer, 1 - 08786 Capellades - Barcelona

Printed in Spain

Introducción

Cuando una persona tiene problemas renales o su salud renal está comprometida necesita seguir un plan de nutrición adaptado a sus necesidades. Pero eso no significa que deba privarse o renunciar a las cosas que le gusten. Se trata tan sólo de aprender a hacer unos sencillos ajustes en la dieta para poder gozar de una mejor función renal.

Es muy probable que cuando a uno le diagnostican por primera vez una enfermedad renal nadie le diga que debe reducir los líquidos (cualquier líquido que se encuentre a temperatura ambiente) y también ciertos nutrientes, como el sodio, el fósforo, el potasio o las proteínas. Sin embargo, si la enfermedad renal empeora, el paciente deberá prestar mucha atención a los alimentos que consume, y su médico o su dietista le aconsejarán que reduzca la ingesta de ciertos nutrientes. A eso se le llama seguir una dieta adecuada para tratar la insuficiencia renal.

Los riñones son los responsables de filtrar los fluidos corporales, de excretar los desechos y de muchas otras funciones. Cuando estos órganos no funcionan correctamente, los desechos y flujos provenientes de los alimentos y los líquidos que se consumen se van acumulando en el organismo. Por esa razón, para evitar una acumulación de desechos en la sangre, debe limitarse la ingesta de ciertos nutrientes. Para decirlo con más claridad: si no se sigue una dieta prescrita adecuadamente, el procesamiento de determinados nutrientes puede ser dificultoso para el organismo y llevar a la toxicidad.

En un principio seguir una dieta renal puede parecer algo intimidante, sin embargo, es crucial seguir los consejos dietéticos ya que los desechos y los líquidos acumulados en el organismo pueden causar otros problemas de salud, especialmente de corazón y huesos.

Las pautas y recomendaciones que aparecen en este libro están basadas en pruebas científicas que demuestran que la dieta DASH (acrónimo inglés de Dietary Approaches to Stop Hypertension [Métodos dietéticos para detener la hipertensión]) –una dieta originalmente diseñada para disminuir la presión arterial– es eficaz para reducir el colesterol, controlar o prevenir la diabetes, minorizar el riesgo de formación de cálculos renales, perder peso, y evitar el desarrollo de enfermedades adicionales como cardiopatías, embolias y cáncer.

La dieta DASH, recomendada por la National Kidney Foundation (Fundación Nacional del Riñón), es un plan de alimentación que fomenta el consumo diario de una gran variedad de alimentos integrales, alimentos reales, y eso es lo que nos encanta de ella. Como nutricionistas, nuestro objetivo en este libro es desglosar la ciencia de esta dieta de una manera básica y accesible para que los lectores puedan comprender por qué la dieta DASH ha sido clasificada como la mejor dieta actual por séptimo año consecutivo en la revista estadounidense *U.S. News and World Report*. En un estudio previo se tuvieron en consideración treinta y ocho dietas, las cuales, para obtener calificaciones altas, debían demostrar ser sencillas, saludables, seguras y eficaces para combatir el exceso de peso y proteger de enfermedades como la diabetes tipo 2 y las cardiopatías.

Este libro proporciona una información fundamental para seguir con éxito la dieta DASH y mejorar los problemas de salud renales. Sin embargo, la dieta DASH no es en realidad una dieta al uso sino un estilo de vida. Si tú, lector, estás dispuesto a seguir las recomendaciones de este libro, comprobarás sus resultados y mejorarás tu salud general. Para romper con los malos hábitos y acostumbrarse a una nueva alimentación se necesita tiempo, pero si estás dispuesto a hacerlo de manera pausada y correcta, conseguirás cambiar por completo, para mejor, tu estilo de vida. Los pequeños pasos te llevarán a cambiar de estilo de vida de una forma sostenible. Aunque sólo realices un cambio de comportamiento o de dieta por semana, estarás en el camino adecuado.

Si sigues la dieta DASH, ayudarás muchísimo a tus riñones. Y también podrás equilibrar la presión arterial, la salud cardíaca y el índice de masa corporal (IMC). Básicamente, se trata de trabajar para mejorar la salud general, ¡y eso es algo a lo que todos deberíamos apuntarnos!

En este libro encontrarás:

- Listas de alimentos específicos cuyo consumo debes evitar o limitar si tienes problemas renales. Esto te será muy útil, especialmente cuando vayas a hacer la compra o tengas que elegir un restaurante.
- Consejos y sustituciones seguras de alimentos para incluir en la planificación de tus comidas, así como menús para disfrutar comiendo sin sentirte restringido o limitado.
- Explicaciones del cómo y del porqué estos cambios en la dieta te ayudarán a mejorar la salud renal y la calidad de vida general.

Este libro contribuye a introducirte en la dieta DASH de una manera fácil y flexible y a satisfacer tus necesidades y deseos nutricionales. En él te ofrecemos diversas opciones de comidas, así como herramientas para que puedas gozar del consumo de unos alimentos sin sentir frustración y, lo que es más importante, sin aburrirte. Aquí hallarás listas de desayunos, almuerzos, cenas y tentempiés, y consejos sobre cómo comer de manera consciente, utilizar especias y hierbas en lugar de sal para dar sabor a los alimentos, y hacer sustituciones de alimentos saludables en aquellas comidas que más te gustan. Por otra parte, encontrarás una lista de la compra desglosada por alimentos, consejos diversos y la manera de dejar de lado los alimentos preenvasados y procesados del supermercado.

Ya seas el tipo de persona que planifica sus comidas con un mes de antelación o bien aquella que las improvisa a diario, en el libro encontrarás menús de la dieta DASH diseñados especialmente para ti, de tal modo que siempre podrás elegir los productos que más te convengan. Al final del libro, ya te organizarás mejor, y sabrás cómo planificar tus comidas y disfrutar del proceso de la compra y de la preparación de las mismas.

Cambiar los hábitos alimentarios no siempre es sencillo o deseable, pero casi siempre es necesario. El suministro de alimentos, el sistema alimentario general y el acceso ilimitado que tenemos a unos alimentos procesados con un alto contenido en sodio y azúcar hacen relativamente difícil seguir un régimen de alimentación saludable. Sin embargo, aquí estás, leyendo esta obra, preocupándote por mejorar tu cuerpo y tu salud. Ya has dado el primer paso, el más difícil, por eso sabemos que estás lo suficientemente motivado para conseguirlo con éxito. Y, aunque sólo leas este libro para informarte sobre la afección renal de un amigo o de un familiar, también sacarás provecho de ello. La dieta DASH no es sólo para personas con hipertensión o problemas renales, sino que está indicada para todos, para cualquier persona. Todos podemos beneficiarnos de consumir alimentos auténticos e integrales y de adoptar un plan general de alimentación saludable.

A partir de este momento, ya puedes dejar de sentirte mal por tus hábitos alimentarios y aprender a cambiarlos lentamente hasta que se conviertan en un nuevo estilo de vida. Hablamos de no sólo por qué a veces está bien quedarse fuera del camino, sino también de cómo aprender de ello. Crear un nuevo estilo de vida no es algo que suceda de la noche a la mañana, se trata de un proceso de aprendizaje que lleva su tiempo, pero los hábitos saludables que desarrolles te permitirán ser la versión más saludable de ti mismo y evitar problemas en el futuro. No hay nada más importante que la salud.

CAPÍTULO 1

La importancia de la salud renal

Los riñones son dos órganos con forma de alubia situados justo debajo de la caja torácica, uno a cada lado de la columna vertebral (en la parte media de la zona lumbar). Sobre cada riñón se encuentran las glándulas suprarrenales, unas glándulas pequeñas que producen hormonas (sustancias químicas liberadas en la sangre que desencadenan o regulan una función específica del organismo), como las hormonas sexuales y el cortisol. Éste nos ayuda a enfrentarnos al estrés y tiene, además, muchas otras importantes funciones.

La función de los riñones

Los riñones filtran entre unos 120 y 150 l de sangre para producir entre ½ y 2 l de orina al día. Imagínate a los riñones como el sistema de filtración interno de tu cuerpo. Para mantener la homeostasis del organismo es esencial una buena función renal.

La homeostasis es la tendencia de un órgano o de una célula a autorregular sus condiciones internas para estabilizar la salud y el adecuado funcionamiento del cuerpo. Mientras se dan esos cambios, el cuerpo trabaja duramente para mantener unas condiciones uniformes, como son la temperatura corporal, el pH de la sangre y la cantidad de glucosa que ésta contiene.

Los riñones son los responsables de mantener los niveles adecuados del pH y el equilibrio de los electrolitos. Éstos son las sustancias que cuando se disuelven en un líquido, como la sangre, transportan una carga eléctrica. El sodio, el potasio, el cloruro y el bicarbonato son los electrolitos de la sangre que contribuyen a regular la función nerviosa y muscular del organismo. También mantienen el equilibrio ácido-base y el equilibrio del agua, funciones de las que hablaremos más adelante.

Las células son la unidad básica de la estructura y función de la vida. A fin de que éstas sobrevivan y funcionen correctamente es necesario el equilibrio entre los fluidos y los electrolitos. La cantidad de electrolitos en el cuerpo influye en la cantidad de líquidos, pues cuando los niveles de electrolitos son altos, el cuerpo retiene más agua, lo que a su vez aumenta el volumen de sangre. Imagina lo siguiente: el agua sigue al sodio. Esto provoca un aumento en la cantidad de agua en el cuerpo y en el volumen de sangre en circulación. Un mayor volumen de sangre da como resultado un aumento de la presión arterial. El exceso de sodio, y a su vez, el de agua impiden que los vasos sanguíneos se contraigan y relajen fácilmente. Cuando el cuerpo pierde agua, los riñones la retienen y producen una pequeña cantidad de orina concentrada (ya sabes, esa que normalmente tiene un olor fuerte y de color amarillo oscuro).

Por otro lado, cuando consumimos agua en exceso los riñones producen grandes cantidades de orina con el fin de mantener el equilibrio electrolítico y eliminar el exceso de agua del organismo. En otras palabras, si consumimos un exceso de agua los riñones producen grandes cantidades de orina para mantener así el equilibrio corporal.

Los riñones producen también unas sustancias similares a las hormonas llamadas prostaglandinas, las cuales están compuestas de lípidos, comúnmente llamados grasas. Estas sustancias ayudan a la estimulación de la producción de renina, una enzima producida por los riñones que desempeña un papel muy importante en el sistema hormonal renina-angiotensina-aldosterona responsable del control de la presión arterial. Es posible que todo esto parezca un poco complicado, pero lo iremos desglosando de la manera más simple posible.

Sistema hormonal renina-angiotensina-aldosterona

El cuerpo tiene muchos sistemas que trabajan conjuntamente para mantener la homeostasis, y éste que es uno de ellos tiene tres funciones:

1. Mantener la presión arterial/flujo sanguíneo adecuados.
2. Mantener la concentración correcta de sodio en sangre.
3. Mantener la cantidad adecuada de agua en sangre.

El sistema se pone en marcha cuando el aparato yuxtaglomerular, dispositivo de células ubicadas junto al glomérulo en el riñón, detecta la presión arterial baja y el flujo sanguíneo. La disminución del flujo sanguíneo puede deberse a una pérdida de sodio o de agua (consecuencia de diarreas, vómitos o transpiración excesiva) o al estrechamiento de una arteria renal.

La disminución de sodio reduce a su vez la cantidad de agua en sangre, lo que significa que la presión arterial disminuye. En respuesta a ello, el glomérulo libera renina en el torrente sanguíneo. La renina se desplaza al hígado y comienza la conversión del angiotensinógeno, una proteína inactiva, en angiotensina activa I. La angiotensina I luego viaja a los pulmones, donde una enzima llamada enzima convertidora de angiotensina (ECA) convierte la angiotensina I en angiotensina II.

La angiotensina II tiene la capacidad de constreñir los vasos sanguíneos, lo que a su vez aumenta la presión arterial. La otra función de la angiotensina II es estimular la secreción de aldosterona, una hormona esteroide secretada por las glándulas suprarrenales. Hay que recordar que dichas glándulas están situadas en la parte superior de los riñones.

La aldosterona, reguladora del equilibrio entre la sal y el agua en el organismo, estimula la reabsorción de sodio en los riñones. El término «reabsorción» da a entender que las sustancias vuelven a ser absorbidas, por lo tanto, los riñones las utilizan una vez más.

Cuando la aldosterona incrementa la reabsorción de sodio, el agua y el cloruro le siguen, y el volumen de sangre aumenta. El cloruro es esencial en este proceso porque es necesario para mantener el equilibrio adecuado ácido-base. Además, al igual que el sodio, el cloruro es un electrolito extracelular. El sodio y el cloruro trabajan conjuntamente para controlar el volumen extracelular y la presión arterial. El aumento del volumen sanguíneo puede desencadenar la liberación de una hormona llamada hormona natriurética atrial (HNA), la cual inhibe la liberación de aldosterona. Esto mantiene el volumen de agua y sodio del cuerpo a niveles homeostáticos. En conjunto, este proceso muestra que el agua sigue unos electrolitos altamente concentrados. En última instancia, los riñones trabajan arduamente para equilibrar el agua y los solutos y controlar la presión arterial.

Los riñones son como un filtro de agua

Los riñones son los responsables de filtrar la sangre y de expulsar los productos de desecho a través de la orina. Por eso es importante beber agua a diario. El agua ayuda a mantener las cosas en movimiento, fluyendo y circulando. De hecho, la deshidratación crónica leve es una de las causas más comunes de los cálculos renales.

Entre los síntomas de deshidratación se incluyen:

• Sed.
• Piel seca.
• Fatiga y debilidad.
• Aumento de la temperatura corporal.
• Calambres musculares.
• Dolores de cabeza.
• Náuseas.
• Orina de color oscuro.
• Boca, nariz u ojos secos.

Los casos de deshidratación grave incluyen:

• Espasmos musculares.
• Vómitos.
• Problemas de visión.
• Pérdida de conciencia.
• Insuficiencia renal o hepática.

La deshidratación compromete la eficiencia celular y, en última instancia, nuestra salud. Es muy común en muchos de los pacientes que vemos; ello se debe, en parte, al hecho de que nuestros pacientes cuentan las tazas de té y café que toman como parte de su consumo de agua. Pero, en realidad, el café y el té producen un efecto diurético en el organismo, lo que significa que aumenta la orina. Si bien estas bebidas no contribuyen en gran medida a la deshidratación, nunca deben reemplazar al agua pura y limpia. Cuando tengas sed, bebe agua, nada más. Y, con suerte, no llegarás al punto de tener sed. El objetivo diario general para la ingesta de agua debe ser de 8-10 vasos de 230 ml de agua, siempre y cuando la persona no sufra de restricción de líquidos.

Cuando los riñones no funcionan correctamente en el organismo se produce una acumulación de productos de desecho y un exceso de líquido. Por otro lado, el sodio, el potasio, el fósforo y el calcio no se regulan correctamente. La acumulación de esas sustancias puede causar síntomas de una enfermedad renal, entre ellos:

• Presión arterial alta.
• Cansancio excesivo (letargo).
• Retención de líquidos.
• Dolor en parte inferior de la espalda.

En última instancia, el daño renal puede ser el resultado de sufrir diabetes, presión arterial alta e infecciones. Se cree que existen ciertos factores dietéticos, como la ingesta excesiva de proteínas, que amenazan la salud de los riñones. Es posible que hayas visto a algunas personas engullir batidos de proteínas o masticar barritas de proteínas, incluso después de haber consumido ternera, pollo y huevos en sus comidas. La verdad es que nuestro cuerpo no necesita ese exceso proteínico. La ingesta excesiva de proteínas es muy preocupante en personas que ya sufren una enfermedad renal; sin embargo, los estudios no han demostrado que en individuos sanos haya una relación entre la ingesta de proteínas y el inicio o progresión de una enfermedad renal. Así pues, aunque el exceso de proteínas no sea necesario, los estudios no demuestran que eso origine una enfermedad renal. La evidencia sí muestra que los cambios que ejerce la proteína en la función renal constituyan posiblemente un mecanismo adaptativo normal. Y, si bien no hay pruebas suficientes para restringir la ingesta de proteínas en la dieta de individuos sanos con el fin de preservar la función renal, tampoco está justificado consumir proteínas en exceso. En otras palabras: incluye proteínas en tus comidas, pero no utilices batidos y bebidas proteínicas suplementarias. Y, francamente: ¡por lo general son un desperdicio de dinero!

Los productos de desecho –sustancias que el organismo no puede utilizar o que ha descompuesto previamente, como las proteínas–, son eliminados por los riñones a través de la orina. En ésta se encuentran múltiples componentes, como la urea y el ácido úrico (un subproducto de la proteína y la fructosa), sustancias que se producen a partir de la descomposición de las proteínas. Tanto la proteína como la fructosa pueden aumentar estos subproductos (la fructosa es el nombre científico de la miel o el azúcar de la fruta).

Es muy común que las personas consumamos un exceso de proteínas y de fructosa. La mayoría de los estadounidenses consumen entre 3 y 5 veces más proteínas de las necesarias y 2 y 4 veces más de fructosa.[1]

Evidentemente, el riñón tiene muchos roles en el cuerpo, lo que hace que la salud renal sea tan importante. Como ya sabes, una mala función renal está asociada con otros problemas crónicos de salud, como la diabetes, la hipertensión y las enfermedades cardíacas. Esto significa que seguir una dieta saludable y equilibrada es importante para preservar la función renal y retrasar otros problemas médicos.

Riñones sanos *versus* riñones enfermos

Es importante entender la anatomía y fisiología de los riñones. Cuanto más entiendas cómo funciona tu cuerpo, más comprenderás la importancia de la salud de tus órganos, huesos, músculos; y más te ocuparás de alimentar tu cuerpo con los alimentos adecuados para que funcione de manera eficaz.

Los riñones contienen nefronas, millones de filtros microscópicos. Eso es lo que hace que nos refiramos a los riñones como filtros de agua. Imagina a las nefronas como un colador (ese utensilio de cocina en el que echamos la pasta recién hervida para filtrar el líquido). Las

---

1. Joseph Mercola, «How to Prevent and Treat Kidney Health with Food» (Cómo prevenir y tratar la enfermedad renal con los alimentos), Mercola.com, 15 de febrero de 2016, http://articles.mercola.com/sites/articles/archive/2016/02/15/foods-for-kidney-health.aspx

nefronas permiten que los líquidos y los productos de desecho pasen a través de ellas, pero retienen células sanguíneas y moléculas grandes para devolverlas al torrente sanguíneo. El líquido y los desechos que pasan a través de ellas son eliminados en la orina.

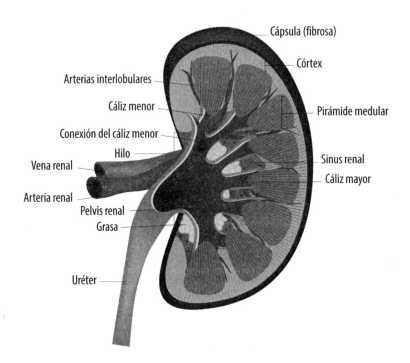

Pruebas para determinar la salud renal

Existen varias pruebas y mediciones, incluyendo análisis de laboratorio y muestras de orina, para saber cómo funcionan los riñones. Para ello, es importante conocer los índices deseables en cada prueba.

Índice de filtración glomerular. La insuficiencia renal crónica (IRC) consiste en una pérdida permanente y progresiva de la función renal caracterizada por una disminución en el índice de filtración glomerular total (IFG). La prueba del IFG es crucial, ya que indica cómo filtran los riñones y cómo funcionan las nefronas. Es especialmente importante saber cuál es el IFG si la persona sufre el riesgo de enfermedad renal.

La iniciativa que sigue la Fundación Nacional del Riñón clasifica la IRC en cinco etapas según el nivel de IFG. Este índice se mide en mililitros por minuto (ml/min). Cuando el enfermo alcanza el nivel 5 necesita diálisis.

ETAPAS DE LA INSUFICIENCIA RENAL CRÓNICA (IRC)
Etapas de la IRC según el IFG (ml/min)

Etapa	IFG
1	>90
2	60-89
3	30-59
3A	45-59
3B	30-44
4	15-29
5	<15

En la etapa 1 de la IRC, el IFG es 90 o más, lo que es normal. Sin embargo, se detectan niveles anormales de proteína en la orina.

En la etapa 5, la última etapa de la insuficiencia renal o insuficiencia renal terminal (IRT), los riñones tienen poca función.

Aunque la etapa 4 indica una disminución severa de la función renal, el enfermo aún puede vivir sin diálisis. Si bien no puede aumentar su IFG, puede evitar que baje. Debido a que esta insuficiencia no tiene cura para el riñón, el objetivo principal será que el paciente se mantenga bien nutrido y reduzca las sustancias de desechos acumuladas.

Suero de creatinina. La creatinina es un producto de desecho en sangre que proviene del metabolismo de las células musculares. Los riñones sanos la extraen de la sangre y la conducen a la orina para ser excretada. Con la disfunción renal, el nivel de creatinina aumenta a medida que se va acumulando en sangre cuando los riñones no filtran ésta adecuadamente (como ya sabes ahora, lector, esto se determina con la prueba del IFG). El médico especialista puede usar los resultados de esta prueba para calcular el IFG del paciente si no están incluidos en el análisis de sangre. Un nivel saludable es inferior a 1,2 mg/dl en las mujeres y a 1,4 mg/dl en los hombres. Los niveles más altos pueden ser un indicativo de que los riñones no funcionan correctamente.

Aclaramiento de la creatinina. Esta prueba de laboratorio mide la cantidad de creatinina en la orina y proporciona una medición precisa de la capacidad renal de eliminarla del organismo. Al paciente se le pide que guarde la orina durante 24 horas y que la entregue para analizarla en el laboratorio. El valor normal es superior a 90 mililitros por minuto (ml/min). El mililitro por minuto mide la velocidad a la que 1 ml de sustancia cruza una superficie durante 1 minuto.

Nitrógeno ureico en sangre (BUN, según sus siglas en inglés). La sangre transporta proteínas a las células por todo el cuerpo. Cuando las células acaben de utilizar la proteína, el producto de desecho regresa a la sangre y recibe el nombre de *nitrógeno ureico*. Al igual que sucede con la creatinina, el nitrógeno de la urea se elimina normalmente de la sangre y los riñones lo secretan en la orina. A medida que avanza este patrón, cuando se da una disfunción renal el nivel de nitrógeno ureico en sangre (BUN) aumenta.

El nivel normal de BUN es 7-20 mg/dl. Un nivel superior puede indicar que los riñones no están funcionando correctamente. Hay que tener en cuenta que el BUN también puede aumentar si se sigue una dieta excesivamente proteínica; por el contrario, puede ser bajo si se sigue una dieta inadecuadamente baja en proteínas. Un BUN elevado puede deberse también a la deshidratación y a una insuficiencia cardíaca.

Presencia de proteínas en la urea. Con la disfunción renal la proteína se filtra en la orina. Esta condición se llama *proteinuria*. Esta prueba siempre debe ser negativa. La proteína persistente en la orina es un primer signo de una IRC

Microalbúmina en la orina. Existe otra prueba para detectar una cantidad muy pequeña de proteínas en la orina. En unos riñones sanos, los desechos se eliminan de la sangre pero las proteínas permanecen. Los riñones dañados no pueden separar la proteína en sangre llamada *albúmina de los desechos*, y éstos la excretan en la orina. Al principio, sólo una pequeña cantidad de proteínas (que no se puede medir con reactivo estándar) puede llegar a la orina, una anomalía llamada *microalbuminuria* o *albúmina en la orina*. Un índice normal es inferior a 30 mg/l; uno de más de 30 mg/l, pero menos de 300 mg/l indica microalbuminuria; y un índice de más de 300 mg/l indica macroalbuminuria.

Albúmina en suero. La albúmina es la proteína más común que se encuentra en la sangre y se crea a partir de las proteínas que consumes en la dieta diaria. La albúmina proporciona al organismo la proteína necesaria para mantener el crecimiento y la reparación de los tejidos.

Un nivel bajo de albúmina indica una ingesta inadecuada de proteínas o de calorías en general. Un nivel bajo de albúmina sérica puede crear problemas de salud, como por ejemplo la incapacidad de combatir infecciones.

Insuficiencia renal crónica (IRC)

Una IRC indica que los riñones están dañados y no pueden filtrar la sangre adecuadamente. La cronicidad significa que el daño a los riñones ha tenido lugar durante un largo período de tiempo. El término «crónico» es el contrario al de «agudo», que significa que la dolencia tiene un inicio repentino.

Cuando se da una IRC los riñones no pueden filtrar adecuadamente el agua y los desechos adicionales en sangre para producir orina, y esos desechos se acumulan en el organismo, lo cual origina otros problemas de salud.

La diabetes y la presión arterial alta son los factores de riesgo más comunes en la enfermedad renal. El médico especialista realizará las pruebas adecuadas para averiguar por qué el paciente ha desarrollado una enfermedad renal, pues las causas influyen en el tratamiento que debe seguir. Es importante realizarse un análisis de sangre anual, ya que cuanto antes sepamos que tenemos una dolencia, antes podremos recibir el tratamiento para combatirla.

Después de la diabetes y la presión arterial alta, la glomerulonefritis es el tercer tipo de enfermedad renal más común.

Se trata de un grupo de dolencias que provocan la inflamación y el deterioro de las unidades de filtración del riñón (glomérulos). Por otra parte, también el lupus sistémico y otras enfermedades relacionadas con el sistema inmunitario pueden causar una IRC. El lupus es una enfermedad inflamatoria crónica que se produce cuando nuestro propio sistema inmunitario ataca a los tejidos y los órganos. Ciertas malformaciones congénitas (enfermedad presente desde el nacimiento), obstrucciones causadas por cálculos renales, tumores, próstata agrandada en los hombres, dolencias genéticas como el riñón poliquístico o infecciones frecuentes del tracto urinario son también causas de la IRC.

Es crucial que las personas con IRC estén bajo atención médica y el cuidado de un nutricionista. Los problemas que pueden sobrevenir en esta dolencia son los siguientes:

Desnutrición calórico-proteica (DCP), antes llamada malnutrición calórico-proteica, una deficiencia energética causada por el déficit de todos los macronutrientes (proteínas, grasas o hidratos de carbono) y, en muchas ocasiones también por déficit de micronutrientes. Los micronutrientes (vitaminas y minerales) son necesarios en pequeñas cantidades, pero son esenciales para el metabolismo, el adecuado latido cardíaco, la densidad ósea, etc.

- Cambios en el metabolismo de ciertos nutrientes como el calcio, el fósforo y la vitamina D.
- Desequilibrio de electrolitos y fluidos asociados con la hipertensión, los edemas, la insuficiencia cardíaca congestiva y la hipercalemia (alto nivel de potasio, lo que es potencialmente mortal).
- Dislipidemia y metabolismo anormal de hidratos de carbono.
- Incapacidad de los riñones para producir eritropoyetina, lo cual puede causar un gran déficit de reservas de hierro y, en última instancia, anemia.

Ahora que sabemos por qué una presión arterial alta puede provocar una enfermedad renal, revisaremos por qué la diabetes puede conducir a ella. La diabetes es una enfermedad a causa de la cual nuestro organismo no produce suficiente insulina o no puede utilizar adecuadamente una cantidad normal de ella. La insulina es la hormona que regula la cantidad de azúcar en la sangre.

Existen dos tipos de diabetes: tipo 1 y tipo 2. Entre un 20 y un 30 % de los pacientes con diabetes tipo 1 y tipo 2 tienen nefropatía diabética o una enfermedad renal inducida por la diabetes.[2]

La diabetes tipo 1 suele aparecer en la infancia, por lo que también recibe el nombre de *diabetes mellitus juvenil*. Puesto que el páncreas no produce la suficiente insulina y el enfermo requiere inyecciones de insulina, se denomina también *diabetes insulinodependiente*.

La diabetes tipo 2 es el tipo más común. Según el CDC (En Estados Unidos, Centro para el Control y Prevención de Enfermedades), se estima que 30,3 millones de personas de todas las edades (el 9,4 % de la población estadounidense) sufrían diabetes en 2015.[3] A diferencia de la diabetes tipo 1, en estos casos el páncreas produce insulina, pero el cuerpo la usa de una manera inadecuada. La mayoría de las veces, los niveles altos de azúcar en la sangre pueden controlarse con una dieta equilibrada, pero son muchas las personas que optan por tomar medicamentos e insulina.

Con la diabetes se lesionan pequeños vasos sanguíneos en todo el cuerpo. En los riñones, los vasos sanguíneos lesionados no pueden limpiar la sangre adecuadamente y los materiales de desecho se acumulan en ella. La diabetes puede dañar también los nervios del cuerpo. Esto causa dificultades para vaciar la vejiga y la presión daña los riñones.

---

2. Heshmatollah Shahbazian e Isa Rezaii, «Diabetic Kidney Disease; Review of the Current Knowledge», *Journal of Renal Injury Prevention* 2, n.º 2 (2013): 73[en]80, doi: 10.12861/jrip.2013.24.

3. Centers for Disease Control and Prevention, National Diabetes Statistics Report, 2017, Atlanta, GA: Centers for Disease Control and Prevention, US Department of Health and Human Services; 2017, www.cdc.gov/diabetes/pdfs/data/statistics/ national-diabetes-statistics-report.pdf

Además, cuando la orina permanece en la vejiga, es posible que se desarrollen infecciones a partir de las bacterias que prosperan en un entorno con alto contenido en azúcar.

Uno de los primeros signos de una insuficiencia renal diabética es el aumento de la excreción de albúmina en la orina. Es importante realizar esta prueba anualmente, pues la albúmina está presente mucho antes de que otras pruebas indiquen una enfermedad renal. Entre otros signos están el aumento de peso, la hinchazón de tobillos, una micción frecuente y la presión arterial alta. La sangre, la orina y la presión arterial deben ser controladas al menos una vez al año a fin de poder tratar la hipertensión y la insuficiencia renal en sus inicios.

¿Cómo afecta la IRC a tu vida cotidiana?

Si sabes ya que tienes una IRC, es posible que pienses que estás condenado a la diálisis y a una gran cantidad de citas semanales con tu médico. Eso no es cierto, si bien la IRC es una enfermedad progresiva, lo que significa que empeora con el tiempo, en tus manos está el prevenir daños adicionales y proteger tus riñones modificando la dieta que sigues, incluyendo en ella montones de alimentos nutritivos que no dañan los riñones, y añadiendo a tu rutina diaria unos cuantos hábitos saludables. ¡Todavía puedes vivir una vida productiva y seguir siendo una persona físicamente activa! Lo sorprendente de nuestro cuerpo es lo bien que responde cuando lo tratamos bien y lo alimentamos de forma adecuada.

Capítulo 2

Descripción de la dieta DASH

Los científicos que estudiaban cómo funcionaban los nutrientes presentes en los alimentos y cómo afectaban a la presión arterial dieron con la dieta DASH. Ese estudio, llamado «DASH» (acrónimo inglés que significa tratamiento dietético para detener la hipertensión), mostró que la presión arterial se reducía siguiendo una dieta en la que predominaban las frutas, las verduras, los cereales, el pescado, el pollo, los productos lácteos bajos en grasa, las legumbres, los frutos secos y las semillas. Asimismo, la dieta requería una reducción en la ingesta de carnes rojas, alimentos ricos en grasas, dulces y bebidas azucaradas. Sin embargo, la investigación se centró exclusivamente en detener la hipertensión y no estaba pensada para perder peso, por lo que era rica en cereales refinados y alimentos farináceos. Ello se debe a que el estudio seguía la corriente nutricionista de la década de los noventa, conocida como la «era baja en grasas» (más adelante, en la pág. 59, hablaremos de los alimentos bajos en grasas). Afortunadamente, la dieta DASH fue actualizada mediante una posterior investigación.

En uno de los primeros estudios de la DASH se experimentó el efecto de la reducción de la ingesta de sodio en la presión arterial. En él participaron 412 personas y a cada una de ellas se les asignó al azar uno de dos planes de alimentación: la dieta DASH o la dieta estándar estadounidense (SAD, según sus siglas en inglés). Los participantes siguieron los planes de dieta durante un mes para cada uno de los tres niveles de sodio ingeridos. Los niveles diarios de sodio en miligramos (mg) fueron los siguientes: 3300 mg/día (promedio de sodio consumido por la mayoría de los estadounidenses), 2300 y 1500 mg. La presión arterial se redujo en ambos planes de alimentación con la reducción de sodio. A cada nivel de sodio, la presión arterial fue más baja en la dieta DASH que en la SAD. Esto significa que, aunque los niveles de sodio eran los mismos, el organismo, más específicamente los riñones, respondía bien a la combinación de nutrientes en los alimentos de la dieta DASH.

Y, es más, en general la mayor reducción de la presión arterial se dio en la dieta DASH con un nivel de sodio de 1500 mg.[1] Por esta razón, si tienes hipertensión la recomendación es consumir un máximo de 1500 mg de sodio al día.

Lo más sensato es leer el libro recientemente publicado sobre la dieta DASH y la salud renal, ya que lo que aquí ofrecemos está basado en las pruebas científicas más recientes. Existen ciertas fuentes *on line*, como la del National Heart, Lung, and Blood Institute, que cuentan con un material obsoleto que hace hincapié en los alimentos bajos en grasa e indican que los dulces son buenos si son «bajos en grasa». Creemos que la clave está en la moderación, y que es importante llevar una vida saludable y equilibrada. Los dulces están bien con moderación, y no es realista renunciar por siempre jamás a algo que te gusta.

Las últimas investigaciones sobre la dieta DASH resaltan que no sólo hay que reducir las calorías vacías, sino también los hidratos de carbono no simples o vacíos. Las calorías vacías son las derivadas de alimentos que aportan poco o ningún beneficio nutricional, como los dulces y el alcohol; y los hidratos de carbono simples son alimentos altamente procesados con muchos azúcares añadidos y poco o ningún valor nutricional, como por ejemplo los cargados de almidón, como panes y pastas. Por otro lado, los más recientes estudios sobre la dieta DASH incluyen los beneficios de las proteínas y las grasas cardiosaludables.

La razón del éxito de los nuevos estudios sobre la dieta DASH –una sensible mejoría en la presión arterial y una pérdida de peso sostenible y duradera–, se debe a que las proteínas y las grasas de este plan alimenta-

---

1. National Heart, Lung, y Blood Institute, «DASH Eating Plan», US Department of Health and Human Services, Acceso el 12 de enero de, 2018, www.nhlbi.nih.gov/health-topics/dash-eating-plan

rio nos permiten quedar satisfechos después de comer, mientras que con una ingesta rica en hidratos de carbono volvemos a tener hambre en menos de una hora. Las últimas investigaciones han revelado que para mantener la pérdida de peso y mejorar la salud, y más específicamente para obtener mejores resultados renales, se debe consumir alimentos voluminosos, satisfactorios y saciantes. Esto probablemente va en contra de lo que el lector ha ido aprendiendo a lo largo de los años mientras seguía una dieta.

¿Qué es la dieta DASH?

En las últimas décadas, las dietas se basaban en ingerir alimentos sin azúcar (es decir, sustitutos de azúcar), con un bajo contenido en grasas, y en comidas congeladas y listas para cocinar en el microondas; sustitutos de alimentos reales, la pretenciosa comida basura. Lo maravilloso de la dieta DASH, seguiremos recalcándolo, es que no es una dieta, sino ¡un estilo de vida! Una dieta es algo que dura un corto tiempo y después, por lo general, una vez acabada, vuelven a aparecer los kilos perdidos al retomar los viejos hábitos.

Mientras adoptas la dieta DASH, nuestro deseo es que aprendas comportamientos que puedas seguir el resto de tu vida. Queremos que sepas que tomando alimentos integrales y reales, y consumiendo unas porciones razonables, nunca más tendrás que hacer dieta. Muchos de los pacientes que asisten a nuestras sesiones admiten ser personas que llevan toda la vida haciendo dietas. Eso incluye hacer dietas yo-yo, restringirse, privarse, atracarse y seguir cualquier dieta comercial que se publica. Después de educar a esas personas y aconsejarlas sobre nutrición, tras alentarlas a tomar los alimentos auténticos y reales de una dieta equilibrada, todas ellas ven los resultados que siempre habían deseado. Van perdiendo peso lentamente pero de forma sostenible, todas se sienten bien, confían en ellas mismas y cambien de hábitos. Y todos estos resultados aparecen sin píldoras mágicas ni sentirse castigadas. Cambiar de estilo de vida requiere tiempo, y aun cuando los resultados no lleguen rápidamente lo cierto es que son duraderos y fáciles de mantener. La dieta DASH te situará en el camino hacia el lado más saludable de tu ser.

Éstos son los alimentos que en las últimas investigaciones llevadas a cabo propone la dieta DASH como más relevantes:

• Hidratos de carbono en forma de frutas y verduras (hidratos de carbono ricos en fibra).
• Proteínas vegetales o animales.
• Grasas cardiosaludables, como aguacates, frutos secos y semillas.

Y esto es tan sencillo como: tomar proteínas, grasas e hidratos de carbono (PGH) de manera equilibrada. Incluyendo el grupo de alimentos PGH en todas tus comidas, consumirás una variedad de nutrientes y calorías que te alimentarán y saciarán de manera adecuada, lo que te ayudará a reducir los antojos y también los atracones. Evitando la ingesta de hidratos de carbono simples y alimentando tu organismo con los PGH necesarios desaparecerá la montaña rusa de azúcar en sangre en la que muchos llevan montados durante demasiado tiempo. En la pág. 52, encontrarás información sobre las subidas y bajadas de azúcar en sangre y la consiguiente crisis de un índice bajo en grasas.

Los requerimientos de la dieta

La dieta DASH no te va a exigir gran cosa que no sea realizar pequeños cambios a la hora de elegir lo que vas a tomar, el deseo de cambiar a un estilo de vida y de un cuerpo más sano, y algunos cambios de hábitos (¡eso es algo que TODOS necesitamos!). Modificar la conducta consiste en la acción de dar pequeños pasos encaminados a sustituir unas conductas alimentarias negativas por otras positivas. Un ejemplo de ello sería pasar de pedir un refresco extra grande a optar por uno de tamaño medio. El siguiente paso sería pedir un refresco pequeño y, por último, no pedirlo. O, en lugar de comer patatas fritas de guarnición, tomar unas verduras asadas. Existen muchas técnicas que te ayudarán a modificar los malos hábitos en nutrición.

Si bien este libro proporciona muchos consejos y abundante información nutricional, en realidad, modificar tus hábitos es algo que sólo depende de ti. Tú tienes el poder de contactar con tu mente y con tu cuerpo, y eso te permitirá ver qué es lo que te empuja a tomar decisiones poco saludables. Una vez identificadas las causas de esos comportamientos poco saludables, podrás trabajar para cambiarlos.

Cómo modificar los malos hábitos

Primero, trata de entender qué te hace comer de manera poco saludable. ¿Alguno de los siguientes factores influye en tus patrones de alimentación?

- Momento del día.
- Emociones.
- Ciertas actividades, como fiestas sociales o de trabajo.
- Tener compañía o salir a cenar.
- Hábitos.
- Falta de conocimientos sobre nutrición.
- Falta de apoyo.

En primer lugar, lleva un diario con el registro de los alimentos que tomas para poder comprender mejor tus hábitos y patrones de alimentación. Anota a qué hora del día comes, cuánto comes y cómo te sientes. Después, anota los comportamientos que te gustaría cambiar en una columna. En la siguiente columna, escribe el comportamiento saludable con el que puedes reemplazarlo. Consulta la siguiente tabla para ver algunos ejemplos de conductas de mala nutrición y cómo sustituirlos por otras más saludables. En el cuarto ejemplo, intenta crear tu propio nuevo comportamiento.

MALOS HÁBITOS DE NUTRICIÓN	SUSTITUCIÓN SALUDABLE
En el bar pido un refresco extra grande	Pediré un refresco mediano
Para comer pido patatas fritas de guarnición	Pediré patatas asadas
Añado al café seis azucarillos	Reduciré a cuatro los azucarillos
Me tomo tres bolas de helado cada noche	Intenta aquí reflejar un comportamiento alternativo

Para quienes suelen comer demasiado y no controlan las raciones:

- Piensa en un lugar para comer. Evita comer en el dormitorio, en la sala de estar y, especialmente, frente al televisor.
- Prepara en el plato la cantidad de comida justa para quedarte satisfecho (pero no para sentirte exageradamente repleto).
- ¡Aprende cuál es el tamaño y la ración apropiada! Hazte con un plato marcado con raciones y una fiambrera con las mismas divisiones (fiambrera Bento), eso te ayudará al principio.
- Guarda enseguida las sobras.
- Guarda las raciones de tus comidas en recipientes (fiambrera).
- Pide a los demás que te ayuden a controlar la comida, sobre todo cuando sales a cenar con los amigos.

Si tienes ya una idea de la importancia que supone cambiar los hábitos, seguimos adelante

La dieta DASH no requiere:

- Alimentos especiales.
- Comprar alimentos preparados o batidos para sustituir comidas.
- Recetas difíciles de seguir.
- Renunciar a tus comidas favoritas.
- Evitar los macronutrientes.

La dieta demanda, pero no exige, consumir unas cuantas porciones diarias de algunos grupos de alimentos importantes, dependiendo de tus necesidades calóricas diarias recomendadas. Entendemos que contar calorías y controlar la ingesta de grupos de alimentos puede no ser apropiado para todo el mundo. ¡Y eso está bien! Hay personas que eligen mejor los alimentos y cambios más saludables cuando no cuentan calorías, y se sienten abrumadas si se ven obligadas a hacer un seguimiento de los alimentos. Otras se desaniman cuando se ven restringidas a una determinada cantidad de calorías diarias. Muchas veces, nuestros pacientes nos advierten de que, cuando se les pide que hagan algo específico, hacen exactamente lo contrario. Por ello, si no te interesa en lo más mínimo contar calorías o si sabes que eso no te ayudará a conseguir lo que te propones, omite esa parte y pasa al apartado «Compara tu dieta actual con la dieta DASH», que encontrarás en la pág. 35. Contar calorías no es esencial para conseguir que la dieta DASH sea efectiva siempre y cuando consumas unas raciones adecuadas y unos alimentos saludables.

En la tabla de a continuación, encontrarás tus necesidades calóricas diarias recomendadas atendiendo a tu nivel de actividad. Esos niveles de actividad son los siguientes:

Sedentario: Llevas a cabo una ligera actividad física. Tu única actividad física es la de las tareas cotidianas (limpieza, compra de alimentos, etc.).

Moderadamente activo: Caminas 1,5-4,5 km diarios y, además, realizas ligeros ejercicios físicos de resistencia.

Activo: Caminas más de 4,5 km diarios, y además realizas ejercicios de resistencia física varias veces por semana durante 15 minutos como mínimo.

NECESIDADES CALÓRICAS DIARIAS
(Calorías necesarias según nivel de actividad)

	Edad	Mujeres	Hombres
Sedentario Ligera actividad física. Tu única actividad física es la de las tareas cotidianas (limpieza, compra de alimentos, etc.).	19-30 31-50 +51	2000 800 1600	2400 2200 2000
Moderadamente activo Caminas 1,5-4,5 km diarios y, además, realizas ligeros ejercicios físicos de resistencia	19-30 31-50 +51	2000-2200 2000 1800	2600-2800 2400-2600 2200-2400
Activo Caminas más de 4,5 km diarios, y además realizas ejercicios de resistencia física varias veces por semana durante 15 min como mínimo.	19-30 31-50 +51	2400 2200 2000-2200	3000 2800-3000 2400-2800

National Heart, Lung, and Blood Institute: «Your Guide to Lowering Your Blood Pressure with DASH»,www.nhlbi.nih.gov/files/docs/public/heart/dash_brief.pdf

Éstas no son unas reglas estrictas, son unas recomendaciones muy generales. Si tienes un peso saludable, consumes una cantidad específica de calorías diarias y tu cuerpo responde bien, continúa así, por supuesto.

Tamaños de raciones y recuento de calorías

La cantidad de calorías recomendadas depende de la edad, del sexo y de las actividades físicas que se realizan. Estas pautas generales permiten valorar la cantidad de calorías presentes en diferentes alimentos. Por ejemplo, antes de prestar atención a las calorías, es posible que hayas consumido una bolsa entera de patatas fritas (la friolera de 900 calorías). Pero después de tener una idea de tus necesidades calóricas diarias (1800 calorías, por ejemplo), es posible que la próxima vez pienses dos veces eso de desperdiciar la mitad de las calorías diarias que necesitas en una bolsa de patatas. Las calorías te permiten comprender la importancia del tamaño de un plato, de las raciones y de la densidad calórica de una comida.

Actualmente, los restaurantes y las empresas de catering están añadiendo más calorías a sus menús. Si tu cena contiene 1800 calorías, como suele suceder en los restaurantes, puede pensar en llevarte la mitad a casa o en compartir la comida con un amigo. No hay necesidad alguna de consumir 1800 calorías de una sola vez. Y, aun cuando no te interese nada lo de contar las calorías que consumes a diario, te ayudará mucho a tomar conciencia de cuál debe ser tu ingesta de alimentos en general, aprender a elegir sensatamente los alimentos y tener en cuenta el tamaño de las porciones que ingieres.

En la tabla de la pág. 33 se muestra cuántas raciones de cada grupo de alimentos deben consumirse a diario atendiendo a las necesidades calóricas individuales.

Los diferentes grupos de alimentos contemplados son:

- **Vegetales.** Aquí se incluye alimentos como rúcula, brócoli, coles de Bruselas, zanahorias, repollos, coles, judías verdes, guisantes, col rizada (kale), patatas, rábanos, espinacas, batatas y tomates.
- **Frutas.** Se incluye manzanas, albaricoques, plátanos, arándanos, uvas, mangos, naranjas, granadas, melocotones, fresas y sandías.

- **Cereales.** Se incluye pan o tortillas de cereales germinados, pan de cereales completos, pasta integral de arroz y trigo, panecillos ingleses de cereales completos, muesli, avena, pretzels de cereales sin sal y palomitas de maíz.
- **Leche/productos lácteos alternativos.** Se incluye leche de vaca, de arroz, de almendras, de coco, de cáñamo, mitad y mitad; yogures, kéfir, yogur helado y queso.
- **Carnes rojas, aves y pescados.** Aportan proteínas y magnesio. Entre todos estos alimentos destacan la carne de ternera, cerdo, cordero, pollo y pavo, el salmón, el pez espada. Nota: la carne debe consumirse asada, a la parrilla, cocida o estofada; nunca frita con aceite.
- **Legumbres, frutos secos y semillas.** Se incluye almendras, avellanas, surtidos sin sal; semillas de chía, de lino y de girasol; alubias, frijoles, lentejas y arvejas o guisantes secos.
- **Grasas y aceites.** Se incluye mantequilla, aceites, mayonesa y aderezo para ensaladas.
- **Dulces y azúcares añadidos.** Se incluye refrescos, caramelos, gelatinas, zumos, galletas y bebidas energéticas.

CALORÍAS Y RACIONES DIARIAS RECOMENDADAS (CAJA)

Raciones	Ejemplos de tamaño de raciones
Vegetales Nutrientes que aportan: potasio, magnesio, fibras	
4 o más (1600 calorías/día) 5 o más (2000 calorías/día) 6 o más (2600 calorías/día)	• 1 taza de hojas de verduras verdes crudas • ½ taza de verduras crudas o cocinadas
Frutas Nutrientes que aportan: potasio, magnesio, fibras	
3 (1600 calorías/día) 3-4 (2000 calorías/día) 4-5 (2600 calorías/día)	• Media pieza de fruta (tamaño de un puño) • ¼ taza de fruta deshidratada • ½ taza fresca, helada o en lata (escurrida y secada) • ½ taza de zumo de fruta (máximo)

Raciones	Ejemplos de tamaño de raciones
Cereales Nutrientes que aportan: fibra	
4 (1600 calorías/día) 4-5 (2000 calorías/día) 5-6 (2600 calorías/día)	• 1 rebanada de pan de cereales germinados o cereales enteros • 30 g de cereales secos o muesli • ½ taza* de cereales calientes (avena) • ½ taza de arroz o pasta integral *1 taza aquí equivale a 250 g; 250 ml o 15 cucharadas soperas
Leche o productos lácteos alternativos (éstos no se requieren) Nutrientes que aportan: calcio, proteínas	
1-2 (1000 calorías/día) 2-3 (2000 calorías/día) 3-4 (2600 calorías/día)	• 1 taza (230 ml de leche) • 1 taza de yogur • 42 g de queso
Carnes y pescados Nutrientes que aportan: proteínas, magnesio	
1-2 (1000 calorías /día) 2 (2000 calorías/día) 2-3 (2600 calorías/día)	• 85 g de carne guisada, pollo o pescado • 1 huevo • 2 claras de huevo
Frutos secos, semillas y legumbres Nutrientes que aportan: magnesio, proteínas, fibras	
1-2 (1600 calorías/día) 2-3 (2000 calorías/día) 3-4 (2600 calorías/día)	• ¼ taza (125 g) de frutos secos • 2 cucharadas de mantequilla de algún fruto seco • 2 cucharadas de semillas • ½ taza /125 g de legumbres cocidas
Grasas y aceites Nutrientes que aportan: ácidos grasos omega-3	
4 (1600 calorías/día) 5 (2000 calorías/día 6 (2600 calorías/día)	• 1 cucharadita de mantequilla • 1 cucharadita de aceita (de oliva, de semilla de uva o de coco) • 1 cucharada de mayonesa (sin refinar) • 2 cucharadas de aliño para ensalada

Raciones	Ejemplos de tamaño de raciones
Dulces y azúcares añadidos (no requeridos)	
Muy limitado (1600 calorías/día) Muy limitado (2000 calorías/día) Muy limitado (2600 calorías/día)	• 1 cucharada de azúcar • 1 cucharada de jalea o mermelada • 1 taza (236 ml) de refrescos con azúcar añadido

Compara tu dieta actual con la dieta DASH

Sigue un diario con los alimentos que consumes a lo largo del día y las horas para ser consciente de lo que ingieres, poder comparar las raciones recomendadas con las que tomas, y la frecuencia con la que comes. Ésta es una buena manera de hacer un seguimiento de tus progresos y ver cómo, con el tiempo, tus hábitos alimentarios y tus opciones van mejorando. En la pág. 193 hemos incluido una plantilla en blanco para el registro de alimentos que puedes copiar y utilizar varias veces. Esto te ayudará a desarrollar tus objetivos a corto y largo plazo en cuanto a elecciones y hábitos alimentarios. A continuación, una entrada completa para el desayuno:

Fecha: 1/10/18		**Cantidad de raciones**		
Alimentos (incluye el tamaño de la ración)	**Sodio (mg)**	**Cereales**	**Frutos secos, semillas y legumbres**	**¿Cómo te sientes?**
Desayuno 1 rebanada pan de linaza ezequiel	200	1		Me siento satisfecho y con energía
1 cucharada de mantequilla de almendras	150		1	

Esta tabla es útil para localizar los puntos en los que podrías mejorar. Por ejemplo, podrías caer en la cuenta de tomar una rebanada de pan más saludable o de comer sólo la mitad de la pasta que consumes habitualmente. Prestar atención al tamaño de las raciones es esencial para seguir por el buen camino. Y también lo es, por supuesto, escuchar a tu cuerpo y estar atento a las señales de hambre. Debes preguntarte: «¿Lo que siento es realmente hambre o tan sólo estoy comiendo por aburrimiento?». Éste es un buen paso para ser honesto contigo mismo y reconocer las señales de hambre y de saciedad.

Resumen de la dieta DASH

Resumiendo: no es una dieta de artilugios, en modo alguno. Con ella, no necesitas estar tomando todo el día sopa de repollo, comer sólo alimentos morados, ni cosas por el estilo. Ésta no es una dieta que te pida alterar drásticamente tu estilo de vida, como la que limita los hidratos de carbono. En vez de ello, te presentaremos la base saludable en la que está basada la dieta DASH: unas simples modificaciones que puedes seguir el resto de tu vida. No es una dieta de la que dirás dentro de cinco años: «Ah, sí, aquella que seguí una vez. Perdí peso pero luego lo recuperé todo». Ésta es una dieta que querrás compartir con tus amigos y familiares. Ellos notarán el cambio que has hecho en tu salud y en tu apariencia general, en la piel, el cabello, las uñas, el peso y la energía.

La dieta DASH te ayudará a replantearte la forma en la que comes. Y, antes de que te des cuenta, no tendrás que concentrarte tanto en las cosas pequeñas, como la cantidad de sodio o los ingredientes malos que contiene lo que tomas.

Con el tiempo aprenderás cuáles son los alimentos que benefician a tu cuerpo. Sabrás reducir la cantidad de sodio que consumes sin tener que perder los sabores que más te gustan, y disfrutarás de una variedad de deliciosos alimentos ricos en vitaminas y nutrientes que te ayudarán a estar y a mantenerte sano. Con la dieta DASH no hay necesidad de sentirse hambriento o carente de nada.

Asimismo, disfrutarás de un montón de sabrosas verduras, frutas, cereales enteros, pescados, aves y frutos secos.

Originariamente, la dieta DASH se diseñó para disminuir la presión arterial por medio de la nutrición, sin utilizar medicamento alguno. Como nutricionistas que somos siempre decimos: «Usa los alimentos como primera línea de defensa». Es común que los médicos receten medicamentos a pesar de que uno pueda curarse naturalmente siguiendo una dieta saludable. Tomemos como ejemplo al paciente que consume una dieta muy alta en azúcar y se le diagnostica prediabetes; por lo general, el médico le sugerirá tomar metformina. ¿Por qué elegir metformina como primera línea de defensa cuando a ese paciente le bastaría con observar la dieta que sigue, consultar a un nutricionista y hacer unos cambios en su estilo de vida para disminuir el azúcar en sangre y, posiblemente, evitar así la necesidad de tomar fármacos el resto de su vida?

Hay muchísimas personas que buscan soluciones rápidas o toman cualquier pastilla que les han dicho que va bien. Las dolencias como la prediabetes o la prehipertensión son advertencias de que algo va mal en el organismo y se deben tomar en serio. En esos casos hay que desarrollar un plan de acción. Recibir un diagnóstico de una de estas afecciones no significa que uno tenga que ir corriendo a buscar una receta. Este libro te ayudará a comprender la conexión directa que hay entre la nutrición y los resultados de laboratorio, los órganos principales, la enfermedad y la salud en general. (Ten en cuenta que si estás tomando ya medicamentos para controlar la presión arterial alta, debes seguir tomándolos. Si deseas dejar de tomarlos con el fin de disminuir la presión arterial de manera natural, con una dieta adecuada para los riñones, consulta con tu médico).

Dicho esto, queremos hacer constar que admiramos la dieta DASH simplemente por el hecho de haber sido diseñada en un principio para disminuir la presión arterial por medio de los alimentos y cambios en la dieta. Los primeros resultados de la investigación mostraron que la dieta podía disminuir la presión arterial tan bien como los mejores medicamentos pensados para ese fin. Vuelve a leer la última frase: la dieta podía disminuir la presión arterial tan bien como los mejores medicamentos pensados para ese fin. Por no mencionar el beneficio adicional de esta dieta: es una solución efectiva para perder peso de manera sostenible, y para perder peso y mantenerlo. Esto se debe a que cuando tomamos alimentos auténticos, completos y nutritivos, el organismo está contento, responde bien y funciona correctamente sin precisar compensaciones por falta de nutrientes. Piensa en tu cuerpo como si fuera un automóvil, si a éste le das lo que necesita (gasolina), funcionará bien. Si lo abasteces con lo que no necesita (agua), sencillamente, no funcionará. Pues con tu cuerpo pasa lo mismo.

Si sufres IRC, debes hablar con tu médico y tu dietista antes de comenzar cualquier nueva dieta, ya que es posible que debas seguir ciertas restricciones dietéticas. Un consumo elevado de potasio y fósforo no suele ser un problema en las primeras etapas de una IRC, pero generalmente se recomienda reducir su ingesta en la etapa 3 o en la 4.

Las personas que reciben diálisis no deben seguir la dieta DASH debido al alto contenido de potasio y fósforo en ella. Las personas que necesitan diálisis tienen unas necesidades dietéticas especiales que deben seguirse de la mano de un nutricionista profesional. En la pág. 55 se habla de nutrición y diálisis.

CAPÍTULO 3

La dieta DASH y los riñones

Las siglas en inglés DASH significan métodos dietéticos para detener la hipertensión, es decir, la tensión arterial alta. La hipertensión hace que el corazón trabaje excesivamente y ello aumenta el riesgo de desarrollar enfermedades cardiovasculares, como las cardiopatías y los derrames cerebrales (primera y tercera causa de mortandad en Estados Unidos).

La dieta DASH –recomendada en Estados Unidos por la Fundación Renal Nacional y aprobada por el Instituto Nacional de Corazón, Pulmones y Sangre, la Asociación Norteamericana del Corazón y las Pautas Dietéticas para los Estadounidenses–, restablece el metabolismo y mejora la respuesta de los riñones a la presión arterial alta. La dieta DASH original y sus variaciones posteriores (comentadas en este libro) han demostrado reducir significativamente en tan sólo dos semanas la presión arterial.

Esta dieta está repleta de vitaminas y de nutrientes, como el potasio, el magnesio, el calcio y la maravillosa fibra. Los científicos creen que la combinación de estos nutrientes funciona en conjunto para disminuir la presión arterial porque promueve la liberación de sodio y líquidos del cuerpo y contribuye directamente a que las arterias se relajen, se dilaten y se vuelvan más flexibles.

Controlar la presión arterial por medio de la dieta DASH es el paso más importante que puedes dar para proteger tus riñones. La presión arterial alta no es saludable, aun cuando se mantenga ligeramente por encima del nivel normal de 120/80 ml de mercurio (mmHg). Cuanto más aumenta la presión arterial por encima de un nivel normal, mayor es el riesgo para la salud. La hipertensión, la proteína en la orina (proteinuria) y los cálculos renales son problemas médicos comunes que dañan los riñones y aceleran la progresión de una insuficiencia renal. La dieta DASH reduce la presión arterial y la proteinuria, evita la formación de piedras en los riñones y retrasa la progresión de la insuficiencia o el deterioro renal. Aunque en un principio fue diseñada para ayudar únicamente a prevenir y tratar la presión arterial alta, la dieta DASH ayuda a reducir el nivel de colesterol, a controlar o disminuir el peso y a prevenir o controlar la diabetes tipo 2, así como a prevenir la osteoporosis, el cáncer, las cardiopatías y los accidentes cerebrovasculares.[1] Más que una simple dieta, el tratamiento DASH muestra la manera de adoptar unos hábitos alimentarios saludables, elegir unos alimentos nutritivos que nutran el organismo y sustituir una alimentación básica no muy sana en opciones tan deliciosas como buenas para la salud.

Significado de las mediciones de la presión arterial

La presión arterial se mide con dos cifras. La más alta indica la presión arterial sistólica, que es la presión que la sangre ejerce sobre las paredes de los vasos cuando el corazón se contrae. La más baja indica la presión arterial diastólica, la presión que la sangre ejerce cuando el corazón se relaja para volver a llenarse de sangre. Si las cifras son por ejemplo 120 y 80, la presión arterial se lee 120/80 mmHg

Ambas cifras son importantes, pero la mayor de ellas (presión sistólica) suele recibir más atención por ser un factor de riesgo de una enfermedad cardiovascular en mayores de 50 años. Por lo general, esos números aumentan con la edad debido a que con ella aumenta también la dureza de las arterias y la acumulación de placa que las estrecha. Una dieta adecuada puede prevenir ambas cosas. En la siguiente tabla proporcionada por la American Heart Association se muestran los diferentes valores de las presiones sanguíneas sistólica y diastólica.

---

1. Mayo Clinic Staff, «DASH Diet: Healthy Eating to Lower Your Blood Pressure», 8 de abril de 2016, www.mayoclinic.org/healthy-lifestyle/nutrition-and-healthy-eating/in-depth/dash-diet/art-20048456

Presión sanguínea	Sistólica mmHg (núm. superior)		Diastólica mmH (núm. inferior)
Normal	menos de 120	y	menos de 80
Prehipertensión	120-139	o	80-89
Hipertensión, fase 1	140-159	o	90-99
Hipertensión, fase 2	160 o mayor	o	100 o más
Crisis hipertensiva (requiere asistencia urgente)	más de 180	o	más de 110

Tanto la elevación de la presión arterial sistólica como de la diastólica indica hipertensión. En personas de 40-89 años,[2] con cada aumento sistólico de 20 mmHg o diastólico de 10 mmHg se duplica el riesgo de muerte por cardiopatía isquémica y accidente cerebrovascular.

La cardiopatía isquémica es el término que define los problemas cardíacos causados por el estrechamiento de las arterias. Cuando éstas se estrechan llega menos flujo de sangre y de oxígeno al músculo cardíaco, lo cual puede provocar un ataque cardíaco. Los síntomas generalmente incluyen dolor o malestar en el pecho. La cardiopatía isquémica recibe también el nombre de enfermedad de las arterias coronarias (EAC).

A un derrame cerebral a menudo se le denomina también «accidente cerebral», y sucede cuando el flujo de sangre no llega a una determinada área del cerebro. Entonces, las células cerebrales no reciben oxígeno y mueren. Cuando esas células mueren a causa de un accidente cerebrovascular, la memoria y los músculos controlados por esas células dejan de funcionar.

Como podemos ver, la presión arterial alta es muy peligrosa, pues puede hacer que el corazón trabaje demasiado, que se endurezcan las paredes arteriales, se produzcan hemorragias cerebrales o bien una disfunción renal. Por lo general, la hipertensión provoca enfermedades

---

2. «Understanding Blood Pressure Readings», Heart.org, noviembre 2017, www.heart.org/HEARTORG/Conditions/HighBloodPressure/KnowYourNumbers/Understanding-Blood-Pressure- Readings_UCM_301764_Article.jsp#.WZMp-63Myt8

cardíacas y renales, así como accidentes cerebrovasculares. La buena noticia es que la presión arterial puede disminuirse simplemente siguiendo la dieta DASH. Mantener un peso saludable, estar físicamente activo durante al menos 2 horas y media a la semana, y moderar el consumo de alcohol son factores importantes que ayudan también a disminuir la presión arterial.

Primera regla de la dieta DASH: Eliminar la sal común

La primera regla de la dieta DASH es eliminar la sal común, algo que puede hacerse simplemente tomando alimentos enteros sin refinar, como frutas, verduras, huevos, legumbres, carnes y pescados, todos ellos alimentos básicos en la dieta DASH. Una de las maneras más fáciles de disminuir el consumo de sal común es la de eliminar de tu dieta los alimentos procesados, como son las latas y demás alimentos envasados ya preparados que se encuentran en las tiendas y supermercados de alimentación.

Esto no significa que tengas que deshacerte de la sal durante el resto de tu vida. Eso no es algo realista, nuestro organismo necesita sal. Ten en cuenta que, cuando el consumo de agua aumenta, se pierde sal, un nutriente esencial. Una buena regla general es consumir que por cada 10 vasos de agua que bebamos, media cucharadita de sal de buena calidad, que contenga minerales, como la sal rosa del Himalaya o la sal marina celta. La sal común difiere con mucho de la sal natural, un elemento precioso que antaño llegó a ser una moneda de cambio muy valorada. A menos que sufras restricción de líquidos, estas variedades de sal no son unos dañinas enemigas, por mucho que nos lo hayan advertido.

Si bien es cierto que la sal se une en el torrente sanguíneo al agua y aumenta la presión arterial, su uso no debe demonizarse pues no todas las sales se han creado de la misma manera. La sal común, de inferior calidad, es una sal refinada, blanqueada y procesada químicamente que en ocasiones contiene aditivos como amoníaco o el aluminio. El consumo de aluminio es muy tóxico para el organismo, prevalece en muchos alimentos y está relacionado con trastornos neurodegenerativos, como el alzhéimer y la demencia.

Tu salud, si tomas habitualmente alimentos completos no procesados y les añades una cantidad razonable de sal de calidad, no se verá afectada por la sal común. Al contrario, la sal natural te proporcionará un mínimo de 60 minerales vitales para la función de los órganos, unos minerales entre los que se incluyen el calcio, el yodo, el potasio, el magnesio y el hierro. Además, la sal natural contiene proporcionalmente el triple de potasio que la sal común. Recuerda que el potasio es uno de los minerales que favorecen la disminución de la presión arterial.

El problema de la sal común es que todos sus minerales, excepto el sodio y el cloruro, desaparecen durante el proceso de refinado. (Refinar los alimentos nunca es bueno, cuantos más de ellos consumas en su forma natural, mejor). La sal común es más dañina que las dos sales mencionadas anteriormente porque interfiere en el equilibrio natural del sodio y del potasio en el organismo, y estos dos minerales colaboran conjuntamente en el equilibrio de la presión arterial para disminuir el riesgo de sufrir cardiopatías. En un estudio realizado con 3000 participantes, de 30-54 años con prehipertensión, los investigadores contralaron la orina de todos ellos de manera intermitente durante períodos de 24 horas. Uno de los ensayos duró 18 meses, mientras que los otros se ampliaron a 36 meses. Los niveles de sodio y potasio en la orina se compararon con los presentes en las enfermedades cardiovasculares que se dieron posteriormente, en el período de 10-15 años que duró el seguimiento. Los resultados mostraron un aumento significativo en el riesgo de enfermedades cardiovasculares e índices más altos de sodio-potasio. Estos resultados confirman el hecho de que reducir el sodio en la dieta al mismo tiempo que se aumenta la ingesta de potasio disminuye la incidencia de sufrir enfermedades cardiovasculares. En general, la mayor proporción del índice del equilibrio sodio-potasio fue el indicador más importante del mayor riesgo entre los participantes del estudio que los índices de sodio y potasio por separado. Eso significa que aumentar el consumo de potasio es tan importante como reducir el consumo de sodio.

La sal común contiene tan sólo sodio (Na) y cloruro (Cl). Según el *American Journal of Clinical Nutrition,* una dieta rica en cloruro de sodio (NaCl) aumenta la presión arterial, ya que los riñones retienen el NaCl cuando la ingesta es alta. Además, una dieta rica en potasio reduce el aumento de la presión arterial causado por una dieta rica en NaCl, mientras que el consumo bajo o normal de potasio está relacionado con un aumento de la presión arterial.

Nuestros ancestros y el consumo de sodio

En la prehistoria, los humanos y los mamíferos evolucionaron en un entorno con un bajo contenido en NaCl, por lo que los efectos dañinos de una dieta con alto contenido en NaCl no son ciertamente inesperados.

Hace miles de años, cuando nuestros ancestros recolectaban y cazaban alimentos, el potasio abundaba mientras que el sodio escaseaba. A esta época se le llama Paleolítico, era en la que se basa la actual y popular dieta paleolítica.

En esos tiempos abundaban las frutas, los vegetales, las hojas y otras plantas y proporcionaban a la dieta una gran cantidad de potasio. ¿Te has preguntado alguna vez por qué las personas retienen sodio o agua? ¿O por qué consumir mucho sodio hace que el cuerpo aumente temporalmente de peso? Bueno, la escasez de sodio en estos tiempos queda reflejada en ese mecanismo. Algunas personas, especialmente aquellas con disfunción renal, hipertensión y enfermedad cardíaca, retienen sodio en los riñones y eso complica aún más las dolencias que sufren. Cuando el cuerpo consume sodio trata de mantener una equilibrio entre el sodio y el agua. Hoy en día el sodio es barato, predomina en el suministro de alimentos, está oculto en los productos procesados, abunda en la SAD (dieta estándar norteamericana, según sus siglas en inglés), por lo que la hipertensión y la ingesta alta de sodio no son algo inesperado.

Nuestra dieta actual va en contra de las fuerzas evolutivas que permitieron a los mamíferos adaptarse bien a una dieta baja en sodio. La evidencia indica que una dieta con un alto contenido en NaCl puede llevar a un aumento de la mortalidad, el cual se puede definir como una incidencia relativa en un grupo catalogado atendiendo a la edad o algún otro factor.

La sal y el potasio en la dieta estándar norteamericana

Sin lugar a dudas, la dieta estándar cuenta con un alto contenido en sal común procesada, la cual se encuentra en muchos alimentos envasados, como galletas, patatas fritas y pan. En promedio, los estadounidenses consumen 3300 mg de sodio al día, aproximadamente, lo que equivale a casi 1,5 cucharaditas de sal. Esta cantidad va más allá de la cantidad recomendada: 2300 mg/día en personas sanas y 1500 mg/día en personas de mediana edad y mayores, afroamericanos y personas con hipertensión. Aproximadamente se consumen 2600 mg de potasio al día, en contraposición a la recomendación de consumir 4700 mg/día. (Con esto volvemos a subrayar la importancia del potasio).

Según las encuestas de consumo de alimentos a nivel nacional, el potasio es un nutriente que los estadounidenses no consumen lo suficiente, junto a la vitamina D. Las deficiencias de estos nutrientes están asociadas a un mayor riesgo de sufrir enfermedades crónicas. El potasio es un nutriente que falta en la SAD, tanto es así que, en 2016, la FDA (Agencia Norteamericana de Alimentos y Medicamentos) exigió a los fabricantes de alimentos no hacer constar el potasio en la etiqueta de información nutricional sino incluirlo realmente en cantidades reales, además de incluir la cantidad diaria recomendada. Desde el 26 de julio de 2018, los fabricantes deben cumplir los cambios en la etiqueta de información nutricional, y los que facturan ventas por debajo de 10 millones de dólares anuales tienen un año adicional para realizar esos cambios. Algunas empresas, como el caso de KIND, han realizado ya los cambios de etiquetaje. En la pág. 112 encontrarás cómo obtener la información nutricional de los alimentos a partir de las etiquetas.

Restablecer el equilibrio corporal con la dieta DASH

Los especialistas en presión arterial creían que una simple reducción de sodio era clave para restablecerla. Ahora sabemos que para ello se debe también restablecer el equilibrio entre la ingesta de sodio y potasio. En una situación ideal, la ingesta de potasio y sodio debe ser 2:1. Esto significa que lo ideal es consumir el doble de potasio que de sodio, y como ya sabemos eso no es lo que hacen la mayoría de las personas que siguen una dieta estándar.

Los riñones responden al exceso de sodio excretándolo por la orina, sin embargo en esa acción eliminan también potasio. Piensa en el sodio y el potasio como un dúo dinámico. Estos dos elementos van de la mano, y su desequilibrio causa estragos en el cuerpo. Cuando el nivel de potasio es bajo, lo cual es muy común en los estadounidenses, el cuerpo intenta mantenerlo porque no está seguro de cuándo obtendrá más del nutriente necesario. Esto es algo similar a lo que les ocurre a las personas que consumen dietas muy bajas en calorías y se preguntan por qué no pierden peso. En su caso, el cuerpo está privado de la nutrición y las calorías adecuadas, y cómo no está seguro de cuándo se reabastecerá de ese combustible retiene lo que tiene y se pone en modo de inanición. Algo de lo que hablábamos anteriormente con el ejemplo del automóvil y el combustible.

Si no tiene gasolina en el depósito, el coche no funciona. Si tu cuerpo no cuenta con suficiente alimento, tu metabolismo se ralentizará en un intento por conservar la energía. Nuestro cuerpo tiene varios mecanismos para mantenerse vivo, y éste es uno de ellos. Con un consumo bajo en potasio, el cuerpo también retiene el sodio; y puede deshacerse de él aumentando la ingesta de potasio.

En el informe de «Trials of Hypertension Prevention» (Estudios para prevenir la hipertensión) respaldado por el National Heart, Lung, and Blood Institute, se destaca la importancia de equilibrar estos dos minerales. Nancy Cook, especialista en bioestadística en el Brigham and Women's Hospital, afiliado a la Universidad de Medicina de Harvard, afirma: «Nuestro estudio indica que, a la hora de combatir la hipertensión o las cardiopatías, la reducción del sodio o el aumento de potasio por separado nunca será tan eficaz como hacer ambas cosas a la vez».

A vueltas con el sodio

La dieta DASH favorece ingerir menos sodio ya que los alimentos que destacan en ella (frutas y verduras) son de manera natural más bajos en sodio que muchos otros. Cuando se sigue una dieta DASH baja en sodio, el límite de éste es de 2300 mg o 1500 mg. La sal de mesa común está compuesta por cloruro de sodio, que es sodio en un 40 %.

A continuación se muestran la proporción de sodio en la típica sal común blanca:

¼ cucharadita = 575 mg de sodio
½ cucharadita = 1150 mg de sodio
¾ cucharadita = 1725 mg de sodio
1 cucharadita = 2300 mg de sodio

Una cucharadita de sodio es todo el sodio que puedes tomar en un día. Puede parecerte que 1 cucharadita de sodio es muy poca cosa, fácil de usar, pero no te preocupes porque el sodio no se emplea tan libremente como el azúcar. Es muy, muy poco probable que añadas 1 cucharadita de sodio a tus comidas. La guía general sería seleccionar alimentos con aproximadamente uno 140 mg de sodio por ración. Cuando la etiqueta de un alimento indica «bajo en sodio» es que contiene menos de 140 mg por ración, y si indica «muy bajo en sodio» es que contiene menos de 35 mg ración. Los alimentos con más de 300 mg de sodio/ración no son aconsejables. Recuerda que si optas por tomar dos raciones en vez de una estás consumiendo el doble de sodio. Por otra parte, aunque los alimentos se anuncien «sin sal» o «sin sal añadida», pueden contener sodio natural, de modo que lee siempre la etiqueta de los datos nutricionales para poder confirmarlo, con independencia de lo que se indique en la parte frontal del paquete.

Seis alimentos especialmente salados

La American Heart Association (Asociación Estadounidense del Corazón) advierte de los niveles sorprendentemente altos de sodio que contienen seis alimentos muy comunes. Si bien son las patatas fritas y el salero los presuntamente mayores culpables de la hipertensión, hay muchos otros alimentos que contribuyen al consumo excesivo de sodio. Es más, también son culpables los productos alimenticios que llevan integrado el sodio, no sólo la cantidad que nosotros añadimos a nuestras comidas.

1. Panes y bollos. Se comen varias veces al día, pero se le da poca importancia al sodio que contienen. Una barra de pan puede llevar hasta 230 mg, y aunque eso te parezca poco, si comes tostadas en el desayuno y un sándwich en la cena, eso suma ya 690 mg de sodio: casi la mitad de la ingesta recomendada para la mayoría de los adultos.

¿Qué puedes hacer? Compra pan bajos en sal. El pan ezequiel o pan esenio (Ezequiel 4:9) por ejemplo, contiene 0 mg de sodio; sí, nada de sodio. Los muffins o bollos ingleses de masa fermentada (tipo esenio) contienen 150 mg de sodio por pieza (un bollo que se podría usar como pan de hamburguesa); mientras que el típico pan de hamburguesa contiene 250 mg de sodio. Por lo general, opta por un pan que tenga menos de 80 mg por ración. También puedes elaborar panes caseros súper nutritivos con o sin bicarbonato bajo en sodio.

2. Carnes frías y embutidos. Entre ellos: tocino, jamón, salchichas y pepperoni. Una ración de 60 g de fiambre puede contener hasta 800 mg de sodio.

¿Qué puedes hacer? Busca variedades de carnes frías bajas en sodio, carnes frescas, pescados y bacón de pavo. Compara siempre las etiquetas de los diferentes productos para poder elegir el que contenga menos. Elige alimentos que no vayan envasados en una solución de sodio.

3. Sándwiches o hamburguesas. Nunca es una buena idea pedir un sándwich o una hamburguesa en un restaurante, inevitablemente tendrá un alto contenido en sodio debido a sus componentes: el pan, las salsas, el queso y la carne. Así, por ejemplo, el sándwich picante italiano de contiene 1550 mg de sodio.

¿Qué puedes hacer? Opta por tomar más bocadillos vegetales. Por ejemplo, el Veggie Delite de Subway contiene tan sólo 280 mg de sodio. También puedes pedir medio sándwich y una ensalada.

4. Pizza. Una porción de pizza, especialmente con ingredientes de carne, puede contener más de la mitad de la cantidad diaria de sodio recomendada.

¿Qué puedes hacer? Añade ingredientes vegetarianos a la pizza o hazla casera, así sabrás exactamente el sodio que contiene.

5. Pollo. Si bien el pollo es una opción de carne saludable, ten en cuenta su contenido en sodio. Las cantidades de sodio varían según los métodos de preparación. Una ración de pollo asado de unos 110 g, por ejemplo, puede contener unos 600 mg de sodio.

¿Qué puedes hacer? Intenta comprar siempre pollo fresco, pechuga o muslo, lo que prefieras. Siempre es mejor que seas tú quien sazone la pieza que vayas a comer. Las formas más saludables de cocinar pollo son las siguientes: al horno, a la parrilla, al vapor o salteado.

6. Sopa enlatada. Si bien la sopa puede ser una forma deliciosa de tomar una gran cantidad de nutrientes y vegetales, una ración de sopa enlatada puede acercarse a la cantidad límite del sodio diario a ingerir. La sopa de fideos con pollo Homestyle, de Campbell, contiene 940 mg de sodio por ración.

¿Qué puedes hacer? Compara las etiquetas de las latas para poder elegir las de bajo contenido en sodio. Haz tú mismo la sopa en una olla normal, en una de cocción lenta o en una olla a presión, ésa es la mejor opción. Puede hacer una gran cantidad de sopa y tenerla lista para toda la semana o bien congelarla en porciones para usarla cuando la necesites.

Consejos para reducir el consumo de sodio

La restricción de sal en los productos alimenticios se advierte a veces en las etiquetas con las siglas en inglés NAS. Como ya hemos explicado, la sal no sólo la encuentras en el salero, sino más bien oculta en todas partes, y especialmente en los alimentos procesados, en las estanterías de los supermercados. Y casi siempre está presente en los alimentos procesados de las latas y los envases. El sodio se añade para conservar los alimentos, lo cual permite que éstos se mantengan años y años en los estantes (no es bueno que tu comida sobreviva a tu pez de colores). Lamentablemente, también lo puedes encontrar en los alimentos frescos porque forma parte de su composición, como es el caso de los pepinillos, las aceitunas, los ajos, las cebollas y la leche. El sodio también aparece en las verduras enlatadas porque son envasadas con una solución de sal.

Algunos de los ingredientes químicos que se añaden a los alimentos contienen también sodio, como son el glutamato monosódico o MSG, la sacarina sódica, los fosfatos sódicos, el citrato sódico, el caseinato de sodio, el benzoato de sodio y el nitrito de sodio.

Cabe insistir una vez más en que el consumo de alimentos integrales frescos elimina por completo el tener que preocuparse por los aditivos y conservantes. Desde los pasillos de los supermercados o las tiendas de comestibles hasta tu mesa, el sodio tiene muchas oportunidades para penetrar en tu cuerpo. Depende de ti el tomar decisiones que reduzcan tu consumo de sodio. Es posible que a tus papilas gustativas les cueste un tiempo adaptarse a una dieta baja en sodio, pero lo harán. Lo mismo les sucede a las personas que intentan reducir la ingesta de azúcar. Les cuesta mucho pasar de añadir 8 cucharaditas de azúcar a su café a tan sólo 1 al día siguiente. Alcanzar esos objetivos requiere tiempo, paciencia y pasos graduales. Una vez realizado el ajuste, te sentirás muy bien y le harás un gran favor a tu cuerpo. Cuando las personas alcanzan su meta, cuentan a menudo que no saben cómo antes podían añadir «tanta sal o tanta azúcar», y que ya nunca volverán a hacerlo. Aquí tienes algunos consejos para disminuir la ingesta de sodio:

Sé consciente de los sustitutos de la sal, muchos de ellos contienen grandes cantidades de potasio, lo que quizás es necesario que evites. Los condimentos de la marca Mrs. Dash son sustitutos seguros, sin sal, y ofrecen una gran variedad de hierbas para realzar el sabor de los alimentos.

- Utiliza hierbas, especias y verduras aromáticas. Las hierbas y especias son unas adiciones sabrosas que realzan los sabores naturales sin emplear la sal. Las verduras aromáticas, como las cebollas, los pimientos y el ajo, también aportan un sabor maravilloso sin tener que añadirla.
- Sazona los alimentos con fruta. Las frutas, especialmente los cítricos, como el zumo de limón o de lima, aportan frescura a cualquier plato.
- Lee las etiquetas de los envases. Asegúrate de revisarlas bien antes de comprar cualquier alimento, y sobre todo toma nota del con-

tenido en sodio, aunque los alimentos no tengan un sabor salado pueden contener sal.

- Limita todo lo que puedas los alimentos procesados, entre ellos las comidas preparadas y congeladas, las pizzas congeladas, las sopas enlatadas y otros alimentos preparados que se comercializan enlatados o envasados en el supermercado. Opta por las sopas, las legumbres y demás alimentos enlatados que lleven la advertencia «bajo en sodio». Elabora tu propia comida y congélala para su uso posterior.

- Los alimentos envasados y congelados, especialmente los que llevan salsas, suelen contener grandes cantidades de sodio. Intenta adquirir alimentos simples congelados, como frutas y verduras.

- Si vas a comer un alimento procesado con un alto contenido en sodio, toma sólo media ración. Sustituye el resto por verduras congeladas para microondas. Ésta es una manera rápida y sencilla de reducir la ingesta de sodio y comer más verduras.

- Como tentempié o aperitivo, toma frutas y verduras troceadas. Combínalas con algo que te aporte un poco de grasas o de proteínas saludables, como la mantequilla de almendras, el hummus o el guacamole.

- Toma frutos secos y semillas sin sal. Aderézalas con especias (como el curry) y tuéstalas en el horno o en una sartén con un poquito de aceite de coco.

- Deja de lado las hierbas del supermercado y prepara un minijardín de hierbas aromáticas en la encimera de tu cocina. Te sorprenderá la cantidad de sabor y aroma que tienen las hierbas en comparación con las secas que se venden en los supermercados.

- Retira el salero de tu mesa.

- Opta por los alimentos que contengan un 5 % o menos del índice de ingesta diaria de sodio. Los alimentos con un índice del 20 % o más se consideran altos, como es el caso de los productos horneados, algunos cereales, las sopas y la salsa de soja.

- Cuando salgas a cenar, interésate por cómo están cocinados los platos. Normalmente las carnes curadas, la salsa de soja, los caldos y platos con salsa contienen mucho sodio. Pide que la comida no lleve sal añadida, glutamato monosódico (MSG) u otros ingredientes que contengan sal, y también solicita que te sirvan aparte los condimentos y aderezos, como por ejemplo la salsa de tomate y la mayonesa picante. ¡Y úsalos lo menos posible! Pon el salero fuera de tu alcance y, si es posible, lleva contigo tus propios condimentos sin sal.

La montaña rusa del azúcar en sangre

Durante nuestras sesiones de asesoramiento nutricional, insistimos en analizar con cada paciente el asunto de la montaña rusa del azúcar en sangre. Creemos que es crucial que tú también entiendas esto. El control del azúcar en sangre no sólo es esencial en las personas diabéticas, sino también en cualquier persona que quiera luchar contra los antojos de azúcar, perder peso y mantener un buen nivel de energía. Cuando ingieres hidratos de carbono, sea cual sea la fuente (pan, pasta, arroz, dulces, galletas, bollos, refrescos e incluso frutas o verduras), se convierten en azúcar en el torrente sanguíneo. Las frutas y las verduras, por supuesto, contienen las vitaminas, minerales y fibra necesarios, por lo que son excelentes opciones de hidratos de carbono. En cualquier caso, tras consumir hidratos, los niveles de azúcar en sangre aumentan y se libera insulina, una hormona que almacena la grasa. La insulina permite que el azúcar penetre en las células y abandone el torrente sanguíneo, lo cual reduce los niveles de azúcar en sangre. Como sabes, en casi todas las circunstancias, todo lo que sube debe bajar. Por lo tanto, cuando sigues una dieta alta en hidratos de carbono, durante todo el día se dan subidas y bajadas del nivel de azúcar en sangre.

Si incluyes grasas y proteínas saludables en tu dieta, lograrás que disminuya la absorción de hidratos de carbono y, en última instancia, los niveles de azúcar en sangre se mantendrán estables. La estabilidad del azúcar en sangre no sólo es buena para el contorno de tu cintura, sino también para reducir o revertir la diabetes tipo 2, reducir los triglicéridos, mejorar el colesterol HDL, reducir el colesterol LDL, evitar los antojos y atracones, equilibrar los estados de ánimo y muchas otras cosas.

Cuando ya has consumido los hidratos de carbono que tu cuerpo necesita, como suele ser el caso de la dieta estándar norteamericana, alta en hidratos de carbono, el azúcar se almacena como grasa ya que el organismo no la puede utilizar para obtener energía. Verás, cuando se ha comenzado a seguir una dieta baja en grasas, los hidratos de carbono pasan a ser el principal foco de las comidas. ¿Y qué sucede? Pues que éstos se almacenan como grasa, lo que contribuye al aumento de peso y a las enfermedades crónicas.

Con una enfermedad renal es especialmente importante controlar el nivel de azúcar en sangre, sobre todo si esa dolencia es el resultado de la diabetes. En personas diabéticas, un buen control del azúcar en sangre puede ayudar a disminuir la progresión de la enfermedad renal. Los riñones de esos pacientes se ven obligados a trabajar horas extras para poder filtrar y absorber el exceso de azúcar. Por lo tanto, un nivel bajo de glucosa en la sangre puede dañar los riñones y otras partes del cuerpo, como los ojos y los pies. Los niveles altos de glucosa en sangre también pueden aumentar la sed, lo que dificulta la limitación de la ingesta de líquidos. A una sed excesiva se le llama *polidipsia*, y sucede cuando el exceso de azúcar se acumula en la sangre y los riñones no pueden mantenerse al día. Cuando estos órganos no pueden filtrar todo el azúcar, ésta se excreta en la orina arrastrando con ella los fluidos de los tejidos.

Una forma de mantener bajo control el azúcar en sangre es planificar las comidas y los refrigerios a unas horas determinadas cada día. Además hay que consumir aproximadamente las mismas raciones o gramos de hidratos de carbono en cada comida. Lo mismo ocurre con los refrigerios: si comes una pieza de fruta y un puñado de nueces, intenta que el siguiente refrigerio contenga los mismos hidratos de carbono. Así el azúcar en sangre se mantendrá estable. Los refrigerios son importantes para ayudar a controlar el nivel de glucosa en sangre.

Anemia e IRC

Los riñones, como dijimos en el capítulo 1, desempeñan muchos roles importantes en el cuerpo, desde mantener la homeostasis hasta filtrar la sangre y descargar en la orina los productos de desecho del organismo. Otra de sus funciones es la producción de una hormona llamada eritropoyetina, encargada de estimular a la médula ósea en la producción de glóbulos rojos. Después, éstos transportan oxígeno a todo el cuerpo para mantener un buen nivel de oxígeno en los tejidos y órganos del cuerpo.

La anemia por deficiencia de hierro es una afección en la que el organismo cuenta con menos glóbulos rojos de lo normal. Esa falta de glóbulos rojos oxigenados provoca los siguientes signos y síntomas:

- Debilidad.
- Fatiga.
- Dolores de cabeza.
- Problemas de concentración.
- Palidez.
- Mareos.
- Dificultad para respirar o falta de aliento.
- Dolor en el pecho.

La anemia afecta comúnmente a las personas con IRC, y tiende a empeorar a medida que la IRC progresa. Esto se debe simplemente a que cuando eso ocurre los riñones no pueden producir suficiente eritropoyetina. Así pues, la médula ósea produce menos glóbulos rojos y el cuerpo se ve privado del oxígeno que necesita. Las complicaciones de la anemia en las personas con IRC incluyen problemas cardíacos, comúnmente latidos irregulares o acelerados, agrandamiento de los músculos del corazón e insuficiencia cardíaca.

La anemia puede comenzar a desarrollarse ya en las primeras etapas de la IRC, es decir cuando el paciente cuenta con entre un 20 y un 50 % de la función renal normal.[3]

Consulta las etapas de la insuficiencia renal crónica en la pág. 17. En la etapa 5 de la IRC, la prevalencia de anemia es del 53,4 %.[4] Uno tiene IRC cuando necesita un trasplante de riñón o diálisis para vivir.

---

3. «Anemia in Chronic Kidney Disease», National Institute of Diabetes and Digestive and Kidney Diseases, 1 de julio de 2014, www.niddk.nih.gov/health-information/kidney-disease/chronic-kidney-disease-ckd/anemia
4. Melissa E. Stauffer y Tao Fan, «Prevalence of Anemia in Chronic Kidney Disease in the United States», PloS One, 2 de enero de 2014, https://doi.org/10.1371/journal.pone.0084943

Si estás siguiendo un tratamiento de diálisis, como por ejemplo la hemodiálisis, podrías estar anémico debido a la pérdida de sangre. El consumo de unas cantidades inadecuadas de ciertos nutrientes, como el hierro, la vitamina B12 y el ácido fólico, también puede causar anemia. Estos nutrientes son necesarios para que los glóbulos rojos puedan producir hemoglobina, una proteína presente en los glóbulos rojos responsable de transportar el oxígeno.

Cuando los resultados de los análisis de sangre indican que la causa de la anemia es probablemente la IRC, se pueden usar inyecciones de eritropoyetina sintética como tratamiento. Con frecuencia, se utilizan los suplementos de hierro para aumentar los glóbulos rojos y evitar así las transfusiones. La vitamina B12 y el ácido fólico también son suplementos recomendados. Tu médico o tu nutricionista te hablarán de la conveniencia de tomar suplementos especiales para tu caso. Nunca sigas los consejos de Internet o de un libro, ya que la suplementación debe corresponder siempre a las necesidades especiales de cada individuo.

Tratamiento nutricional para combatir la anemia

Es importante incluir en la dieta hierro, vitamina B12 o ácido fólico en el caso de que la anemia se deba a una deficiencia en la ingesta de cualquiera de estos nutrientes. Sin embargo, algunos de los alimentos que contienen esos nutrientes cuentan con un alto contenido en sodio o fósforo (nutrientes que deben limitarse en pacientes con IRC). Asegúrate de leer las etiquetas de los envases de los alimentos o de averiguar la cantidad de estos nutrientes que contienen determinados alimentos.

El hierro presente en la carne, el pescado y las aves de corral es mejor absorbido por el cuerpo que el que se encuentra en los vegetales. Por otra parte, el consumo de alimentos con alto contenido en vitamina C, como los zumos y las frutas cítricas, los melones, las verduras de hojas verdes y las patatas, junto a alimentos ricos en hierro, ayudan al organismo a que pueda absorber mejor el hierro. Cuando tomes alimentos ricos en hierro, debes limitar el consumo de café y té ya que pueden disminuir su absorción. Lo más importante es no tomar o limitar la ingesta de leche si se consumen alimentos ricos en hierro, pues la caseína de la leche hace que el organismo tenga más dificultades para absorber el hierro.

En la tabla siguiente se muestran algunos alimentos que proporcionan al menos 1-2 mg de hierro por ración Las cantidades recomendadas de hierro son las siguientes:

- 11 mg para hombres de 14-18 años.
- 15 mg para mujeres de 14-18 años.
- 8 mg para hombres de 19-51 años o más.
- 18 mg para mujeres de 19-50 años.
- 8 mg para mujeres mayores de 51 años.
- En las embarazadas de edades de 14-50 años la cantidad será de 27 mg, y en las lactantes, de 9-10 mg/l.

NIVEL DE HIERRO EN ALIMENTOS SELECCIONADOS

Alimento	Tamaño de la ración	Hierro
Cereales para el desayuno enriquecidos con hierro el 100 % de la cantidad diaria recomendada	1 ración según los datos nutricionales de la etiqueta	18 mg
Ostras	85 g	8 mg
Espirulina	28 g	8 mg
Alubias blancas	1 taza (128 g)	8 mg
Hígado	85 g	4 mg
Lentejas	½ taza (64 g)	3 mg
Espinacas cocidas	½ taza (64 g)	3 mg
Tofu	½ taza (64 g)	3 mg
Chocolate negro	1 taza (128 g)	3 mg
Alubias negras	½ taza (64 g)	2 mg
Anacardos	28 g (18 nueces)	2 mg
Sardinas	85 g	2 mg
Garbanzos	½ taza (64 g)	2 mg

Fuente: National Institutes of Health, Office of Dietary Supplements. https://ods.od.nih.gov /factsheets/Iron-HealthProfessional

La vitamina D y la función renal

La vitamina D es esencial para que se lleven a cabo diversas funciones del organismo. Debes asegurarte de consumir suficientes fuentes de vitamina D, ya que en Estados Unidos es una de las deficiencias más comunes. Hay alimentos que son fuentes excelentes de vitaminas, entre ellos las sardinas, el salmón, la caballa, el atún, los huevos y los champiñones. ¡Pero la mejor fuente no alimenticia de vitamina D es la luz solar!

Los riñones activan y modifican la vitamina D, la cual, una vez activada, estimula la captación del calcio presente en los alimentos. También es muy importante para el mantenimiento de los huesos y para regular la respuesta del sistema inmunitario a las infecciones.

Uno riñones saludables desempeñan un papel importante en la conversión de la vitamina D inactiva en la forma activa. Cuando estos órganos comienzan a fallar, ya no pueden activar la vitamina D. Esta vitamina en modo activo ayuda a equilibrar la cantidad de calcio y fósforo en el organismo, controla la absorción de los alimentos y regula la hormona paratiroidea (PTH). La PTH es secretada por las glándulas paratiroides, situadas en el cuello, cerca de las glándulas tiroides. Con una IRC, la glándula paratiroidea detecta erróneamente una pérdida de calcio en sangre y produce un exceso de PTH, lo que transmite al cuerpo la necesidad de que extraiga calcio de los huesos y lo lleve al flujo sanguíneo.

El exceso de calcio en el flujo sanguíneo causa una gran cantidad de problemas de salud. El calcio puede depositarse en los tejidos blandos, y estas calcificaciones son irreversibles. Si el corazón se calcifica, puede darse una reducción en el flujo sanguíneo, y causar un ataque cardíaco. Por otra parte, la calcificación pulmonar puede provocar dificultades respiratorias. Y, por último, la calcificación articular, que puede ser extremadamente dolorosa. El exceso de PTH puede causar hiperparatiroidismo secundario, lo que produce unos huesos débiles, dolor en los mismos y propensión a las fracturas. Desafortunadamente, las personas con IRC son las que corren un mayor riesgo de sufrir estas enfermedades.

La dieta DASH y los cálculos renales

Los cálculos renales están relacionados con una dieta rica en fructosa, es decir en el azúcar de la fruta o de la miel y también otros azúcares. Esto se debe a que el azúcar altera las funciones que se establecen entre los minerales. De ese modo interfiere, por ejemplo, en la absorción del calcio y del magnesio. Si bebes refrescos, ten en cuenta que el ácido fosfórico que contienen acidifica tu orina y facilita la formación de cálculos o piedras en el riñón.

Entre las pautas dietéticas para evitar los cálculos renales se incluye comer menos alimentos ricos en oxalatos, aumentar la cantidad de calcio en la dieta, limitar el consumo de vitamina C, beber a diario una cantidad adecuada de líquidos, no consumir proteínas en exceso y limitar la ingesta de sodio. Alimentos ricos en oxalatos son entre otros las espinacas, el salvado, el ruibarbo, la remolacha, las patatas fritas, los frutos secos y sus mantequillas.

La mayoría de los alimentos vegetales contienen algo de oxalatos, por lo que no hay que evitarlos. Las dietas ricas en frutas y verduras aumentan el citrato en la orina, y éste inhibe la formación de cálculos de calcio. Entre los cálculos renales más comunes están los cálculos de calcio. ¡Esto significa que un gran consumo de frutas y verduras disminuye el riesgo de padecer cálculos renales!

Según tres grandes estudios de cohortes realizados por el *Journal of the American Society of Nephrology,* publicación internacional líder en el tema, el seguimiento de una dieta estilo DASH está vinculado de forma independiente a un menor riesgo de formación de cálculos renales. Si bien las dietas ricas en oxalatos y vitamina C, como es caso de la dieta DASH, generalmente contribuyen a la formación de cálculos renales, esos estudios demostraron que las personas que consumen una mayor cantidad de calcio, potasio y magnesio y disminuyen el consumo de sodio, tienen un menor riesgo de desarrollar cálculos renales.

Esto significa que, a pesar de la alta ingesta de oxalatos y vitamina C en la dieta DASH, el riesgo de desarrollo de cálculos renales se reduce con ella. Además, según un estudio publicado en el *New England Journal of Medicine,* las dietas con un contenido en calcio de moderado a alto y un bajo consumo de proteínas animales y de sodio disminuyen el riesgo de recurrencia de cálculos de calcio en un 51 %. En general, esto demuestra que la dieta DASH, rica en verduras, frutas y cereales integrales, no sólo disminuye la presión arterial, sino que también puede reducir el riesgo de formación de cálculos renales. Éstos son dos factores importantes para prevenir o retrasar el riesgo de desarrollar una enfermedad renal.

Cómo nos engordan los alimentos bajos en grasa

La grasa es esencial para tu salud. Te proporciona energía, te ayuda a aumentar tus reservas para cuando te enfermes y necesites un «apoyo», y hace que los nutrientes de los alimentos que consumes estén disponibles para tu organismo. Pero hay grasas buenas y grasas malas. Ten en cuenta que los alimentos procesados se elaboran generalmente con grasas dañinas, como las grasas trans. Los alimentos manufacturados, los que no son naturales, son por lo general inflamatorios y también responsables de los problemas de salud.

La dieta DASH original aconsejaba un consumo bajo de grasas. Sin embargo, la idea de una dieta baja en grasa no ha sido nunca avalada por ninguna prueba científica que corroborara la necesidad de seguirla. Hoy en día, cada vez son más las personas que son conscientes de que los productos y alimentos con bajo contenido de grasa («light», ligeros, sin grasas) nunca han funcionado o han sido necesarios para nuestra salud. De hecho, a medida que este enfoque de la dieta se fue haciendo popular, se dispararon las cardiopatías y otras enfermedades relacionadas con la nutrición.

Esto principalmente se debe al hecho de que, cuando consumimos alimentos bajos en grasa, aumentamos también el consumo de hidratos de carbono procesados y de azúcares añadidos. Por otra parte, las empresas de productos alimentarios necesitan que sus éstos tengan, a pesar de la pérdida de grasa, un buen sabor por lo que casi siempre sustituyen por azúcar la grasa eliminada.

Un grupo de científicos del San Francisco Benioff's Children's Hospital Oakland Research Institute (CHORI) realizó un ensayo aleatorio y controlado para determinar cómo la sustitución de una dieta DASH con grasa en comparación con la dieta DASH original baja en grasa podía afectar a la presión arterial y a otros valores de laboratorio importantes, como por ejemplo los niveles de colesterol LDL y HDL. Hay que recordar que la dieta DASH alta en grasa incluye un incremento de grasas y una disminución de la ingesta de hidratos de carbono o azúcares. Publicados en la revista estadounidense *Journal of Clinical Nutrition*, los resultados del ensayo fueron sorprendentes. Los investigadores descubrieron que la dieta DASH con un mayor contenido en grasa no sólo reducía la presión arterial en la misma medida que la dieta DASH original, sino que además disminuía los triglicéridos y no incrementaba significativamente el colesterol LDL, el llamado «colesterol malo».

Al igual que el colesterol, la grasa es esencial para cada una de las células del organismo, pues ella recubre todas las membranas celulares. La grasa también tiene otros muchos roles, entre ellos el de protagonista en el sistema nervioso, las funciones cerebrales, la piel, la absorción de vitaminas y minerales; el metabolismo, y la producción de hormonas saludables. Incluso tiene propiedades curativas y de refuerzo inmunológico. En otras palabras, ¡las grasas buenas ayudan a acelerar el metabolismo, a la concentración mental, el equilibrio hormonal y el buen mantenimiento de una piel sana y brillante!

Las grasas nos permiten sentirnos saciados y disminuyen la ansiedad por comer, a diferencia del azúcar y de los alimentos ricos en hidratos de carbono. La grasa ha sido considerada innecesariamente como un alimento «malo». Pero ¿cuántas personas conoces que hayan seguido una dieta baja en grasas y hayan tenido éxito? Eso no es razonable porque la grasa es un macronutriente.

Los otros dos macronutrientes son los hidratos de carbono y las proteínas. Debemos incluir esos tres macronutrientes en nuestras dietas para completar una alimentación saludable, completa y equilibrada. Sugerencia: los hidratos de carbono en forma de frutas y verduras son los más beneficiosos para el organismo, pues están repletos de fibra, vitaminas y minerales.

La dieta DASH hace hincapié en el consumo de frutas y verduras. Al igual que sucede con todos los demás alimentos, existen grasas saludables y otras no tan saludables y perjudiciales para el organismo, pues no todas las grasas están creadas de la misma forma.

La verdad sobre el colesterol

A la mayoría de nosotros nos han hecho creer que el colesterol, junto a la grasa, es el culpable de las enfermedades del corazón. Eso es lo que nos han enseñado durante la mayor parte de nuestra vida, ¿verdad? Lamentablemente esta creencia nunca ha contado con pruebas científicas que la respalden, por lo que hemos estado escuchando un consejo erróneo años y años. Por otro lado, parte de ese consejo estaba impulsado por unos estudios de investigación patrocinados por empresas que buscaban unos resultados que redundaran en beneficio propio. De hecho, el colesterol nos protege de las enfermedades cardíacas, la aterosclerosis y los accidentes cerebrovasculares.

Primero, debes entender qué es el colesterol y cómo contribuye al buen funcionamiento del cuerpo. El colesterol es una sustancia parecida a la grasa producida por el hígado y por gran parte de las células. Necesitamos colesterol para sobrevivir. Se trata de una sustancia que no se disuelve en agua, por lo que impermeabiliza las células y las mantiene unidas, y ello significa que el colesterol es vital para que se realicen las funciones celulares, pues proporciona la estructura, la rigidez y la estabilidad que necesitan las células. El colesterol prevalece principalmente en el cerebro y en el sistema nervioso.

A ello se debe que la leche materna esté compuesta por un 60 % de colesterol: es necesario para el desarrollo del cerebro y el sistema nervioso del bebé. Una de sus funciones es crear neurotransmisores como la serotonina y la dopamina y ayudarles a llegar a sus receptores. Además, hormonas corporales como la testosterona y el estrógeno se producen a partir del colesterol. Del mismo modo, los corticosteroides, las hormonas que protegen el cuerpo del estrés y propugnan la función del sistema inmunitario, están hechos de colesterol.

Otra de sus funciones es producir vitamina D. Esta vitamina suele ser deficitaria en la dieta estándar norteamericana, tanto que aproximadamente el 80 % de los pacientes que hemos visto mostraban un bajo nivel de ella en su analítica anual. El colesterol crea también sales biliares, las cuales descomponen los hidratos de carbono, las grasas y las proteínas. Asimismo contribuye a mantener en buen estado las paredes intestinales al proteger al organismo de la inflamación.

En general, el colesterol protege en gran medida tu sistema inmunitario y trabaja para curar los daños que ocasiona la inflamación. Cuando ésta se produce, el colesterol se apresura a reparar y proteger las células y sus membranas de los daños ocasionados. Los niveles de colesterol pueden aumentar cuando el cuerpo está combatiendo la inflamación derivada de un consumo excesivo de azúcares y de hidratos de carbono procesados. Por lo tanto, hemos estado culpando al colesterol de causar cardiopatías cuando, en realidad, lo que hace es acudir a nuestro rescate. Además, tan sólo una pequeña parte del colesterol que consumes aparece en la sangre, lo que significa que el colesterol de la dieta no es igual que el nivel alto de colesterol en sangre.

Reducir el colesterol alto con medicamentos como las estatinas no resolverá el problema subyacente. Por ello siempre es fundamental comprender la causa de cualquier problema médico.

El cuento del colesterol malo: El LDL

Como ya sabrás si te has hecho un análisis de sangre existen dos tipos de colesterol: el HDL y el LDL. El LDL es el que tiene mala reputación, al igual que las grasas, ¡pero todo está cambiando! En los estudios dietéticos, el LDL aparece en muchos exámenes como el colesterol «malo». Pues sí, los libros de texto dietéticos están desactualizados. La verdad es que nosotros, como profesionales de la salud, y tú, como consumidor, hemos recibido una información simplificada del LDL.

Para tener un mayor conocimiento nutricional, es importante saber que existen dos tipos de colesterol LDL (A y B) que están compuestos por dos tamaños de partículas diferentes, y que se debe dejar de pensar en eso del «colesterol malo». Al tipo A podemos recordarlo como grande e hinchado (formado por partículas saludables y curativas). El tipo B está formado por partículas pequeñas y densas (dañinas e inflamatorias) que pueden penetrar fácilmente en las paredes arteriales comprometidas, pasar a través del revestimiento de las arterias y alimentar el proceso inflamatorio cuando se oxidan, mientras que las del tipo A no lo hacen.

Así pues, no te alarmes cuando el médico te diga que tienes alto el colesterol LDL. Tienes que enterarte de más detalles, descubrir el tamaño de las partículas LDL. Si tu médico se niega a darte más datos, puedes optar por una prueba de Lipoprofile de resonancia magnética nuclear (RMN). (Para más información, visita la página www.walkinlab.com).

¿Y qué puede significar todo esto para ti? ¿La dieta DASH? ¿Tus riñones? Pues significa que no vamos a decirte que consumas leche desnatada, queso bajo en materia grasa o cualquier otro alimento bajo en grasa. Los alimentos ricos en grasa (aceite de oliva, frutos secos, semillas, aguacates) son componentes de una dieta saludable y equilibrada. Y, aunque te resulte difícil de creer, este libro no es otro más que te vaya a exigir consumir alimentos bajos en grasa. Las grasas se han librado de la horrible reputación que tuvieron en los años noventa, y por una buena razón.

Capítulo 4

Directrices de la dieta DASH para la salud renal

Los riñones son los responsables de filtrar los fluidos corporales, excretar los desechos y muchas más funciones. Cuando no funcionan correctamente, los desechos y flujos de los alimentos y líquidos que consumimos pueden acumularse en el organismo. Por esta razón, y a fin de reducir el volumen de deshechos en la sangre, es necesario limitar ciertos nutrientes.

En términos más simples podría decirse que procesar determinados nutrientes puede ser una labor demasiado ardua para el cuerpo, y de no seguir una dieta adecuada, ese proceso puede llevar a la toxicidad. Puede ser muy conminatorio que tu médico o tu dietista te apremie a reducir la ingesta de ciertos nutrientes, como el sodio, el fósforo, el potasio y, en ocasiones los líquidos o las proteínas. Sin embargo, es vital seguir esos consejos dietéticos individuales, pues los desechos y los líquidos acumulados en el cuerpo pueden acarrearte otros problemas de salud, especialmente de corazón y de huesos.

En este capítulo enumeraremos qué alimentos contienen esos nutrientes nocivos para que cuentes con unas listas fáciles a la hora de reducirlos o eliminarlos. Eso te será muy útil, especialmente cuando tengas que comprar alimentos o elegir qué comer en un restaurante. Que te limiten el consumo de ciertos alimentos puede ser desalentador, pero este libro te explica cómo reducirlo fácilmente y te ofrece unos sustitutos seguros para que puedas disfrutar comiendo sin sentirte limitado.

Una dieta renal adecuada te ayudará a mantener la función de los riñones y a retrasar la IRC, por lo que es importante seguirla lo mejor que puedas. La rigurosidad del plan de comidas dependerá de la dieta renal específica que tu médico o dietista te haya prescrito. La cantidad que consumes es tan importante como el tipo de alimentos, de modo que haz lo posible por mantener el tamaño de las raciones que dicta la dieta. Comer más cantidad de un alimento moderado o bajo en nutrientes hará que esa comida se convierta en rica en nutrientes. Aquí no podemos indicar el tamaño de las raciones a consumir en una dieta específica, pues ésta es individualizada, y está basada en unos objetivos y necesidades determinados, pero sí analizaremos los tamaños de las raciones en general. Limitar ciertos alimentos, tal y como se recomienda, puede llegar a reducir la progresión de una enfermedad renal.

Recuerda que si tu dieta está limitada en ciertos alimentos es importante consumir las calorías adecuadas. Ingerir a lo largo del día una cantidad adecuada de calorías es necesario para prevenir el deterioro muscular y la pérdida de peso.

Los nutrientes y la salud renal

Como ya hemos comentado, debes ser consciente de la ingesta de alimentos que contengan sal y grasas no saludables, y también proteínas y ciertos minerales, algunos de los cuales son los componentes básicos de tu organismo y son esenciales para su buen funcionamiento. Pero ya sabes que es posible tomar demasiado de algo bueno y que eso también sea dañino, especialmente cuando es algo que lesiona los riñones.

A estas alturas ya sabes cómo lo que comes afecta a la forma en que te sientes y a tu salud en general. Todo lo que comes tiene un impacto directo en tu salud y, según nuestros propósitos, en la de sus riñones.

Los principios básicos para estar bien de salud son los siguientes: mantener un peso saludable, disfrutar de un ejercicio moderado, dormir lo suficiente y no dejar que el estrés nos afecte. Sin embargo, es muy importante vigilar lo que se come y se bebe. Esto es cierto para todos, pero es especialmente importante para las personas que cuidan la salud de sus riñones. La dieta puede ayudarles, ya sea de manera preventiva, mitigando el daño o evitando que la enfermedad vaya a más. Pero, por el contrario, una dieta inadecuada puede causarles un mayor daño en los riñones y acelerar la dolencia.

Sodio

El sodio, o la sal, se encuentra en la mayoría de los alimentos procesados, o bien añadida a los platos para darles más sabor. El problema con la sal es que hace que los riñones trabajen más, lo que lleva al daño y la progresión de la enfermedad. Sin embargo, es fácil limitar el nivel de sal que consumes sustituyéndola con deliciosos vegetales aromáticos, hierbas y especias, lo cual aprenderás en el apartado «Llenar la despensa», (pág. 125), y en el capítulo 6 («Recetas»). Hay que tener en cuenta que, aunque hay alimentos procesados que se anuncian como «bajos» en sodio, contienen un gran contenido en potasio, el cual también puede dañar a los riñones.

Entre los alimentos con alto contenido en sal se encuentran las patatas fritas, las sopas enlatadas, los fiambres y la mayoría de los alimentos envasados.

El sodio, junto al potasio y el cloruro, es uno de los electrolitos principales del cuerpo. Los electrolitos son importantes ya que controlan los líquidos que entran y salen de los tejidos y las células del organismo. El sodio es también un mineral,. debido a ello, regula la presión arterial y el volumen de la sangre. Ésta es la razón por la que cuando una persona sigue una dieta alta en sodio puede acabar con hipertensión. El sodio transmite los impulsos para que se lleven a cabo las funciones nerviosas y las contracciones musculares y ayuda a regular el equilibrio ácido-base del cuerpo.

El sodio está muy presente en el suministro de alimentos, y en las etapas de la 1 a la 4 de una IRC, por lo que controlar su ingesta es muy importante. Si bien desempeña un papel en varias funciones del cuerpo, las personas con enfermedades renales no pueden eliminar el exceso de líquido y de sodio debido a que los riñones no les funcionan correctamente. Ésta es la razón por la que demasiado sodio puede ser dañino: tanto el sodio como los líquidos se pueden acumular en los tejidos y en el torrente sanguíneo, al igual que el potasio y el fósforo, y con ello la presión arterial aumenta. A quienes están en la etapa 5 de una IRC y requieren diálisis, el médico y el dietista les prescriben una dieta baja en sodio a fin de controlar la presión arterial y el exceso de líquidos. Dicho control les evitará caídas de la presión arterial durante en tratamiento de la diálisis y los cólicos.

Demasiado sodio en la dieta puede dificultar el control de la presión arterial. En las etapas 3 y 4 de la IRC, su consumo excesivo puede aumentar la sed y hacer que el cuerpo retenga líquidos. La retención de líquidos, también conocida como edema, provoca que tobillos, pies, cara y otras partes del cuerpo se hinchen, y puede ser peligrosa para el corazón y los pulmones. Un exceso de líquido en el torrente sanguíneo obliga al corazón a trabajar más, lo agranda y debilita, e incluso puede conducir a una insuficiencia cardíaca. El sodio afecta a los pulmones porque el líquido puede acumularse en ellos, dificultando la respiración y causando dificultad respiratoria. A la presión arterial alta, o hipertensión, se le suele llamar «la asesina silenciosa», pues no se conocen signos ni síntomas relevantes asociados a ella. Monitorizar la presión arterial es muy importante porque la hipertensión puede causar un daño adicional en unos riñones que ya no estén sanos o bien tengan una disfunción. Esto, como quizás hayas imaginado, puede dar como resultado que se acumulen más líquidos, minerales y desechos en el cuerpo.

Reducir el consumo de sodio no significa tener que eliminar de tu dieta todos los alimentos que te gustan. ¡Encontrarás sustitutos deliciosos y probarás nuevos alimentos! Tus papilas gustativas se adaptarán, aunque en un principio no parezcan demasiado contentas con el cambio. Consulta la tabla que aparece a continuación para aprender a sustituir alimentos con gran contenido en sodio por otros alternativos con menos sodio.

Recuerda que estos cambios no se hacen de la noche a la mañana. Puede que te lleven días, semanas o incluso meses. Antes de lo que imaginas, tomar alimentos bajos en sodio formará parte de tu rutina diaria y no tendrás que pensar en hacerlo, sencillamente lo harás.

ELIMINA LOS ALIMENTOS RICOS EN SODIO
Y SUSTITÚYELOS POR ALTERNATIVAS SALUDABLES

Alimentos ricos en sodio	Alternativas con poco sodio
Verduras envasadas	Recurre a verduras frescas o congeladas (comprueba los ingredientes de la lista para asegurarte de que no llevan sal añadida, y compra siempre verduras sin salsas ni condimentos).
Pasta con salsa	Háztela tú y combina tomates, cebollas, ajo, albahaca, orégano, pimienta negra y aceite de oliva. Si lo deseas, puedes usar el condimento Mrs. Dash
Avena preparada	Elige avena sola y añádele canela y fruta troceada.
Pechuga de pollo congelada o asada	Compra pechuga de pollo fresca.
Palomitas de maíz para microondas	Elige palomitas de maíz clásicas o galletitas de arroz bajas en sodio.
Carnes enlatadas o envasadas	Compra en un asador pollo, pavo o ternera asada (y pregunta si está cocinado con sal, o bien ásalo tú mismo).
Sopas enlatadas	Opta siempre por sopas bajas en sodio o prepara tu propia sopa en una olla tradicional o en una de cocción lenta.
Leche de vaca/lácteos	Elige leche de coco baja en sodio o prepara tu propia leche de anacardos. Come pequeñas cantidades de queso natural, que es más bajo en sodio.
Salsas con alto contenido en sodio (salsa barbacoa, salsa de soja)	Sustitúyelas por salsa vinagreta o de mostaza con bajo contenido en sodio.
Alimentos curados, como jamón, tocino o cerdo	Elige carne fresca de ternera, cerdo y pollo. También el pescado es una alternativa.

Potasio

El potasio, al igual que la sal, es un mineral que se encuentra en muchos alimentos. Para funcionar correctamente, el cuerpo requiere un equilibrio de sal y potasio, demasiada cantidad de cualquiera de ellos es peligroso y puede provocar daños en los riñones y otros órganos. Habla con tu dietista o con un profesional de la salud sobre el consumo recomendado de potasio. Entre los alimentos ricos en potasio están las naranjas, las pasas, las espinacas, las alubias y el arroz integral. Y entre los alimentos bajos en potasio (pero aun así debemos ser conscientes del nivel que contienen) se encuentran las manzanas, las fresas, la lechuga, el pollo y el arroz blanco.

El potasio controla las funciones nerviosas y las musculares. Así, por ejemplo, el corazón debe al potasio el hecho de seguir un ritmo normal. Un índice alto de potasio puede provocar que el corazón deje de funcionar, pero un nivel bajo puede ocasionar debilidad muscular y fibrilación auricular (también conocida como fibrilación auricular), una frecuencia cardíaca irregular, a menudo rápida, que puede causar un flujo sanguíneo deficiente. Por otra parte, el potasio contribuye al equilibrio entre líquidos y electrolitos, y también a un buen nivel de pH. Unos riñones sanos ayudan a mantener, asimismo, el potasio dentro del índice adecuado. Como ya sabes, cuando los riñones no funcionan correctamente, esos niveles no se mantienen en el índice idóneo y el exceso se acumula en el organismo.

«Hipercalemia» es el término médico para referirse al nivel alto de potasio en sangre. En la etapa 5 de la IRC, también conocida como insuficiencia renal en etapa terminal (IRT), se necesita diálisis para regular el potasio. En las etapas entre 1 a 4 de la IRC, no hay generalmente restricción de potasio a menos que el análisis de sangre indique que los niveles son altos. Cuando se realiza un tratamiento de diálisis, los alimentos con un alto contenido en potasio deben limitarse, ya que esos niveles pueden aumentar entre los tratamientos. Consulta la tabla que aparece a continuación para saber cómo sustituir los alimentos con un alto contenido en potasio por alternativas con poco potasio.

Para contar con una lista de alimentos con índices altos, medianos y bajos en potasio según el tamaño de la ración, consulta en la pág. 180 el apartado «Nivel de potasio en alimentos seleccionados».

ELIMINA LOS ALIMENTOS RICOS EN POTASIO Y SUSTITÚYELOS POR ALTERNATIVAS SANAS

Alimentos ricos en potasio	Alternativas con poco potasio
Plátanos, naranjas, kiwi	Manzanas, frutos del bosque, uvas
Melón o melón dulce	Sandía
Nectarinas, mangos, papaya	Melocotones, ciruelas o piña
Pasas y otros frutos secos	Arándanos
Zumo de naranja y ciruela	Zumo de manzana, arándanos o uva
Alubias secas, guisantes	Judías verdes, frijoles o guisantes de nieve
Patatas al horno o fritas	Puré de patatas, coliflor con patatas cocidas
Calabaza de invierno	Calabaza de verano (como un calabacín)
Espinaca	Lechuga iceberg u hojas de mostaza
Tomates, salsa de tomate, salsa de chile	Cebolla, pimientos, champiñones, berenjenas, brócoli o ajo
Yogur de leche de vaca o pudín	Productos no lácteos como Kite Hill yogur de leche de almendras o leche de coco So Delicious
Helado, yogur helado	Sorbetes o postres no lácteos
Postres de chocolate	Postres de vainilla o limón
Frutos secos, semillas	Palomitas de maíz sin sal, *pretzels* o galletas de arroz
Sustitutos de la sal y condimentos con potasio	Sazonador Mrs. Dash

Aquí tienes algunos consejos generales para reducir el potasio en tus alimentos:

- Elimina el exceso de jugo de las frutas y verduras enlatadas.
- Extrae el alto contenido de potasio de los vegetales. Por ejemplo: corta y pela las patatas, échalas en una olla con agua y hiérvelas un poco. Escúrrelas (así eliminarás el exceso de potasio), añade agua fresca, hiérvelas nuevamente hasta que estén tiernas.
- Lee las etiquetas de los alimentos envasados y evita el cloruro de potasio.

- Evita los alimentos enriquecidos, son productos a los que se les añaden vitaminas y minerales que previamente han eliminado, durante el procesamiento. Esos alimentos suelen contener potasio, como es el caso de los cereales secos y las bebidas, así que lee atentamente las etiquetas.

Fósforo

Es posible que no estés tan familiarizado con el fósforo, pero se encuentra de forma natural en muchos alimentos, al igual que la sal y el potasio. Los alimentos con un alto contenido en fósforo suelen ser los proteínicos, como las carnes, el pescado, los frutos secos, las legumbres y los productos lácteos. Otros alimentos ricos en fósforo son los cereales completos, la harina de avena, las semillas y los refrescos. Entre los productos con bajo contenido en fósforo (pero que aun así hay que ser conscientes de que lo contienen) se encuentran las masas fermentadas, el pan blanco y otros productos alimenticios no integrales o bien refinados, y las palomitas de maíz.

La función del fósforo es mantener los huesos sanos. Cuando los riñones funcionan de manera correcta, el cuerpo conserva la cantidad exacta de fósforo para contribuir a su máximo funcionamiento. Pero si los riñones no funcionan demasiado bien, el fósforo puede acumularse en la sangre.

Si tu análisis de sangre refleja un nivel alto en fósforo, es muy posible que tengas que comer menos alimentos ricos en este mineral. Cuando no consumimos las raciones recomendadas, el fósforo puede acumularse en la sangre y, si eso sucede, los vasos sanguíneos, órganos y tejidos se endurecen. Es posible que también se produzcan picazones en la piel, pues el cuerpo intenta disminuir un nivel de fósforo peligroso. Además, cuando el nivel es alto, puede que el organismo se deshaga del calcio de los huesos; la consecuencia es que éstos se debiliten y lleguen a fracturarse. Un nivel alto de fósforo en sangre puede indicar que la insuficiencia renal está ya afectando a los huesos.

Habla con tu médico o con tu dietista de los límites de fósforo en tu cuerpo. Si el nivel sigue alto tras haber cambiado la dieta, es posible que el médico te recete aglutinantes de fosfato. Este medicamento, que se toma con las comidas y los tentempiés, reduce la absorción de fosfato uniéndose a él. La buena noticia es que los aglutinantes de fosfato hacen maravillas y, a menudo, permiten seguir una dieta mucho más variada. Con frecuencia el índice de fósforo sigue elevado porque el paciente no cumple con el uso recomendado de aglutinantes de fosfato. Pero, si tu caso es un nivel bajo en fósforo debido a los aglutinantes de fosfato, añade a tu dieta diaria una ración de un alimento con un alto contenido en fósforo, o bien disminuye los aglutinantes siguiendo las indicaciones de tu médico.

En la dieta renal siempre se ha limitado el consumo de los cereales integrales, sin embargo, en la actualidad, las directrices al respecto están cambiando. Esto se debe a que, si bien el contenido de fósforo en los cereales completos es alto, el fósforo se une al fitato, y ello requiere que se libere una enzima llamada *fitasa* para descomponer y absorber el fósforo. La fitasa está presente en algunos cereales integrales, pero disminuye en la molienda, el procesamiento y la preparación del cereal. Como la mayoría de nosotros consumimos cereales integrales procesados, la biodisponibilidad del fósforo en esos cereales es baja y nuestro cuerpo no absorbe la mayor parte.

Hoy en día, la restricción de los cereales integrales es mucho más flexible y se está reconsiderando por completo. Si tu dietista o tu médico te confirma que puedes consumirlos, tu dieta te proporcionará muchas más fibras y proteínas.

Entre las mejores opciones de cereales integrales con un menor contenido en potasio y fósforo están la cebada, el trigo sarraceno, el bulgur, las palomitas de maíz y el arroz silvestre. Y entre los cereales integrales con un mayor contenido en potasio y fósforo se encuentran el amaranto, el arroz integral, el mijo, la avena, la quinoa, el sorgo, la espelta, el teff, el triticale y el trigo en grano. En la página siguiente encontrarás una lista de alimentos con alto, medio y bajo contenido en fósforo según el tamaño de la porción.

Las leches y las cremas vegetales, no lácteas, como las de almendra, arroz, coco y soja, contienen normalmente menos de la mitad del fósforo que los productos lácteos. Esto significa que puedes disfrutar de más leche con tus cereales. Los productos varían, así que, cuando vayas a la compra, asegúrate de comparar las etiquetas y de elegir los alimentos que contengan una menor cantidad de aquellos minerales que estás restringiendo en tu dieta.

Antes de julio de 2018 en las etiquetas no tenían que figurar el nivel de fósforo y potasio entre los datos nutricionales de los alimentos, aunque algunos productos incluían su porcentaje en el índice diario. Pero, en la actualidad, sin embargo, se requiere que el potasio aparezca en la etiqueta de información nutricional, ya que es un nutriente del que carecen muchos estadounidenses en una medida u otra.

Muchos productos alimenticios proporcionan el índice diario del nutriente en lugar de la cantidad en miligramos. El porcentaje de ID se basa en la ingesta diaria recomendada (IDR) para los adultos sanos. Así pues, si tienes una disfunción renal, el porcentaje de ID puede darte una idea de cuánto fósforo o potasio hay en el producto alimenticio. Y, por ejemplo, cuando la etiqueta dice que el potasio es el 5% del ID significa que ese producto alimenticio contiene el 5% de las cantidades recomendadas de potasio o fósforo para una persona sana. Los cereales con frutos secos añadidos o los integrales contienen generalmente más fósforo y, por lo tanto, cuentan con un 10% o más del ID. Debes tener en cuenta que aunque no haya un porcentaje de ID en la lista, el mineral puede estar presente en tu comida.

Para tener una idea aproximada de la cantidad de potasio o fósforo que contiene un alimento determinado, usa la siguiente guía:

Bajo contenido en fósforo: Menos del 5% de ID.

Medio contenido en fósforo: 5-15% de ID.

Alto contenido en fósforo: Más del 15% de ID

Lee siempre la lista de ingredientes

Los fabricantes añaden aditivos de fósforo en los alimentos procesados con el fin de espesar el producto, mejorar su sabor, conservar los alimentos y evitar su decoloración. Una sugerencia útil es consumir productos en cuya lista de ingredientes no se incluyan variantes de la palabra «fosfato», como las siguientes:

- Fosfato de calcio
- Ácido fosfórico
- Fosfato sódico de aluminio, pirofosfato, polifosfatos

- Fosfato de calcio
- Fosfato disódico
- Ácido fosfórico
- Fosfato monopotásico
- Pirofosfato ácido de sodio
- Tripolifosfato de sodio

El hecho de que un producto contenga uno de los anteriores ingredientes significa que tiene un aditivo de fosfato y, a su vez, contiene un mayor porcentaje de fósforo.

Muchas veces, las empresas alimentarias proporcionan información de sus productos si se les solicita, tan sólo tienes que asegurarte de qué es específicamente lo que buscas.

Los alimentos siguientes suelen contener aditivos de fosfato (presta atención a la lista de ingredientes):

- Levadura en polvo
- Panqueques o crepes
- Gofres
- Galletas
- Pudines/salsas instantáneas
- Carnes procesadas
- Refrescos y otras bebidas

Para evitar este problema, intenta preparar tus comidas en casa con ingredientes frescos. Limitar los alimentos y las comidas preparadas es una buena manera de evitar el consumo de alimentos con un alto contenido en fósforo. Así, por ejemplo, muchos productos de pollo congelado contienen un 28-100 % más de fósforo que el pollo fresco.

Sustitutos del fósforo
En el siguiente listado encontrarás alternativas de los alimentos que te gustan con un bajo contenido en fósforo. Pero asegúrate siempre de leer las etiquetas de los productos alimenticios que consumes.

ALTERNATIVAS A ALIMENTOS RICOS EN FÓSFORO

Alimentos ricos en fósforo	Alternativas bajas en fósforo
Refrescos y bebidas de color oscuro; bebidas enlatadas y embotelladas con aditivos de fosfato	Té helado casero; sidra natural de manzana
Arroz o pasta de trigo integral	Hidratos de carbono refinados; arroz y pasta blancos, cuscús
Pan integral	Pan blanco
Cereales de salvado, avena o trigo integral	Cereales de arroz, maíz o productos alimenticios blancos
Quesos curados y salsas (p. ej., quesos Kraft)	Un poco de queso brie, parmesano o queso crema
Leche de vaca	Leches vegetales de arroz, coco o almendra
Helados	Sorbetes/helados no lácteos (de coco o almendra)
Sopas con alimentos ricos en fósforo (leche, guisantes secos, frijoles, lentejas)	Caldo o sopas hechas con agua
Pan rápido (con leudantes), galletas, pan de maíz, panecillos, panqueques o *waffles*	Panecillos de mantequilla y leche, pan, pan de Viena o *muffins* ingleses
Fiambres como la mortadela, el jamón y los perritos calientes; y carne, pollo o mariscos con fosfatos añadidos	Carne magra de ternera, cerdo, cordero, pollo sin procesar; mariscos y pescados sin fosfatos añadidos
Frutos secos y semillas	Palomitas de maíz o *pretzels*
Mantequilla de cacahuete y otras de frutos	Mermelada, gelatina o miel
Espaguetis de trigo integral	Espaguetis de calabaza

Los líquidos

El agua, el té, el café, la leche, las leches vegetales, los refrescos, los zumos, los helados, los sorbetes, las sopas, las gelatinas, las bebidas alcohólicas, otras bebidas y, por supuesto, el agua, se consideran líquidos. Aunque las frutas y las verduras contienen agua, al igual que los alimentos que se cocinan con ella, como el arroz y la pasta, no se consideran generalmente líquidos a menos que la persona sea muy sensible a ellos debido al mal funcionamiento del corazón o de los pulmones.

El líquido es esencial para la vida, pero si tus riñones tienen problemas, es posible que tu cuerpo no necesite tanto líquido como antes. Unos riñones dañados no eliminan el agua con tanta eficacia como unos sanos, y demasiado líquido en el organismo puede resultar peligroso. El hecho de tener demasiada agua en el cuerpo se conoce como una sobrecarga de líquidos o hipervolemia. Si tu cuerpo retiene líquidos, es posible que se te hinchen los tobillos y los pies. El exceso de líquido puede acumularse en los pulmones, causando dificultad para respirar, hipertensión y otras complicaciones.

Habla con tu médico sobre tu ingesta de líquidos recomendada. Posiblemente él tendrá en cuenta alimentos como la sopa, los helados y algunas frutas y verduras con un alto contenido en agua.

Macronutrientes

Ahora que ya sabes el impacto directo que algunos nutrientes y minerales tienen en los riñones, analizaremos los macronutrientes, los cuales desempeñan un papel importante en la salud general. Los tres macronutrientes son: proteínas, grasas e hidratos de carbono.

Proteínas

Las proteínas son los cimientos de muchos de los procesos del organismo. Son vitales en relación a la manera de curarte y reconstruirte. Pero una dieta rica en proteínas puede dañar los riñones y causarte más daño. Consulta con un dietista o con un profesional de la salud para saber cuál es la cantidad de proteína que debes consumir según tus necesidades. Ejemplos de alimentos ricos en proteínas son las carnes rojas, el pollo, el pescado, los huevos y el queso.

Si bien la proteína es un macronutriente necesario, los pacientes con IRC tienen que limitar el consumo. Cuando las ingerimos, se crean productos de desecho a partir de esas proteínas. Los riñones sanos cuentan con millones de nefrones que les ayudan a filtrar dichos desechos y a eliminarlos por la orina. Pero los riñones enfermos no pueden eliminar los residuos de las proteínas y éstos se acumulan en la sangre. La ingesta de proteínas recomendada está relacionada con el estado de la IRC que uno tenga, así como con el estado nutricional y el tamaño corporal.

Si te encuentras en las fases 1, 2 o 3 de una IRC, es posible que el médico limite entre un 12 y un 15 % tu ingesta diaria de calorías. Si estás en la etapa 4, quizás te aconsejen que la reduzcas a un 10 % de la ingesta calórica diaria.

Limitar las proteínas de origen animal, como la carne, las aves, el pescado, los huevos y los productos lácteos hará que los riñones funcionen con menos dificultad. Cuando tomes proteínas animales, elige siempre carne fresca, mínimamente procesada, pollo y pescado. De hecho, sustituir las proteínas animales por las vegetales, como son las legumbres, los frutos secos y las mantequillas elaboradas con ellos, contribuirá aún más a que los riñones funciones mejor. Las proteínas vegetales son bajas en grasas no saludables y pueden mejorar el control del azúcar en sangre. Sin embargo, es posible que contengan más potasio y fósforo.

Unos 28 g de ternera, cordero, cerdo, aves, carne de caza, y también de pescados y mariscos tienen unos 8 g de proteína. Entre los alimentos citados, el marisco es el que posee un mayor contenido en sodio.

Las alternativas a la carne, como las que se muestran en la tabla siguiente, también tienen aproximadamente 7 g de proteína por ración. Recuerda que, por lo general, los frutos secos son altos en potasio y el queso, en sodio. Los riñones procesan más fácilmente las proteínas vegetales, por lo que éstas son una buena opción.

Alternativas a la carne	Tamaño de la ración
Queso, curado/sin procesar	28 g
Queso blanco o requesón	64 g
Huevo	1 grande
Sustituto de huevo	64 g
Frutos secos sin sal	28 g
Mantequilla de cacahuete sin sal	2 cucharadas
Tempeh	32 g
Tofu firme	32 g

Una ración (25 g) de legumbres (alubias, guisantes y lentejas) contiene alrededor de 6 g de proteína, y en esas legumbres cocidas se incluyen las siguientes cuando se hierven: las alubias negras y las blancas, los guisantes de ojo negro o carillas, las habas, los garbanzos, las lentejas, los altramuces, los frijoles mungo y los frijoles rojos y amarillos, así como la soja. El hummus puede tener un contenido alto en sodio y la soja, alto en potasio.

En la siguiente tabla se muestran los alimentos proteínicos con mayor cantidad de sodio, calorías, potasio y fósforo. Opta por ellos con menos frecuencia. El tamaño de una ración media es de alrededor de 7 g de proteína y 200 mg de sodio.

Alimentos proteínicos a restringir	Tamaño de la ración
Beicon	4 rodajas
Salchichas de cerdo (desayuno en Estados Unidos)	1, 5 o 3
Atún salado en lata, salmón o sardinas	20 g
Queso procesado (Kraft individual)	28 g
Legumbres cocidas con sal envasadas	25 g
Fiambres, carne asada, pavo, jamón, salami, mojama	28 g
Bratwursts, o salchichas alemanas	56 g
Jamón	28 g
Casquería (vísceras)	28 g
Alternativas vegetarianas/veganas: hamburguesas de verduras/ soja; queso y salchichas de soja, soja texturizada	28-56 g

Fuente: © 2018 Academy of Nutrition and Dietetics, Nutrition Care Manual® (acceso, 10 de julio de 2017).

Hidratos de carbono

En los últimos años, los hidratos de carbono han tenido una muy mala reputación, pero no todos ellos son iguales. Los mejores son los que aportan un tipo de energía al organismo, los que se descomponen más fácilmente y también los que mejor se metabolizan. ¿Sabías que las verduras y las frutas también son hidratos de carbono? Y, además, son excelentes opciones porque están repletos de vitaminas, minerales y fibras. Otros hidratos de carbono saludables son algunos cereales completos, sin refinar. Sin embargo, algunos de ellos poseen un alto contenido en minerales como el potasio y el fósforo, y por ello quizás se te pida que los restringas en tu dieta. Consulta con tu médico o dietista cuál es el nivel de consumo adecuado para ti de estos minerales. Ejemplos de hidratos de carbono poco saludables y que debes limitar en tu dieta son los dulces, las galletas, los refrescos, los zumos y el pan blanco (es decir, el procesado o refinado), la harina, la bollería y la pasta. Sin embargo, si en tu dieta tienes que reducir la ingesta de fósforo, necesitarás consumir productos alimenticios blancos, ya que el contenido en fósforo es mucho más bajo en ellos que en los elaborados con harina de trigo integral.

Grasas

Las grasas auténticas y de calidad a incluir en tu dieta son las siguientes:

Pescados y mariscos: sardinas, caballa, arenque, bacalao negro, salmón salvaje, almejas, ostras, mejillones, gambas, vieiras, cangrejos, calamares y pulpos. Opta mejor por el pescado capturado en su entorno natural.

A restringir: langosta, atún, siluro o bagre, caballa, lubina y pez espada.

Carne: cordero, ternera, bisonte, venado, pollo, pato, pavo y huevos. Es importante tener en cuenta que los animales hayan sido alimentados con pastos naturales, ecológicos, y criados de manera sostenible.

Productos lácteos y sustitutos: crema espesa, manteca elaborada con leche ecológica, *ghee,* y leches vegetales y de frutos secos sin azúcar (almendras, anacardos, cáñamo, avellanas y coco).

A evitar: leche de soja.

Frutos secos y semillas: almendras, nueces, nueces de Brasil, de Macadamia, cáñamo, semillas de chía, de calabaza, de sésamo y de linaza. Las mantequillas de frutos secos y de semillas son excelentes siempre que no tengan azúcares ni aceites malos añadidos.

Consumir con moderación: cacahuetes y mantequilla de cacahuete.

Aceites: aceite de coco sin refinar, manteca de coco, aceite de oliva, triglicéridos de cadena media (TCM); aceites de linaza, aguacate, nuez, semillas de calabaza, pistacho y cáñamo. Y... aguacates. ¡Come siempre aguacates!

A evitar: aceites de cártamo, soja, girasol, maíz y canola; semillas de algodón y otros aceites vegetales; margarina. *Nota:* para aliñar los alimentos ya listos para comer, como ensaladas, pasta o aguacates, usa sólo aceite de oliva.

Debes tener en cuenta que los alimentos procesados se elaboran generalmente con grasas dañinas, como las grasas trans. Los alimentos procesados suelen ser inflamatorios. Para comprender mejor este concepto te aconsejamos estos excelentes libros: *Come grasa y adelgaza,* del Dr. Mark y *Quemar grasa como combustible* del Dr. Mercola.

Frutas y vegetales

Uno de los aspectos más destacables de la dieta DASH es el hecho de comer platos coloridos (colores reales de alimentos reales, ¡nada artificiales! Incluye verduras en cada comida, y toma una pieza de fruta, al menos dos veces al día. Come tortillas vegetarianas para el desayuno; pavo bajo en sodio y col rizada para la comida o almuerzo, y pollo a la plancha con espinacas y patatas asadas para la cena.

Trata de completar la mitad de tu plato con verduras. Éstas son muy versátiles, lo que significa que puedes tomarte una ensalada con verduras crudas en una comida, brócoli al vapor con ajo y aceite de oliva en la siguiente, y boniatos en la tercera. ¡Toma las verduras crudas, al vapor, asadas, hervidas, salteadas, o de cualquier forma que te plazca! Es bueno combinar las verduras cocidas con las crudas, porque, al fin de cuentas, en la vida todo se trata de equilibrio. Pero también la ciencia está detrás de esto. Así, por ejemplo, cuando los tomates se calientan, aumenta su valor nutricional. Pero eso no suele ocurrir con las verduras. El licopeno, un fitoquímico que le da a los tomates su color rojo y aporta beneficios nutricionales, se multiplica cuando se calienta. Los italianos tienen mucha razón: ¡los tomates deben cocinarse! El licopeno es un potente antioxidante que combate las células cancerosas y reduce el riesgo de desarrollar enfermedades cardíacas.

Fitoquímicos

Los fitoquímicos son unas sustancias que se encuentran en los alimentos vegetales, comúnmente en las frutas y verduras. La categoría de los fitoquímicos engloba los carotenoides, los polifenoles, las antocianinas, las isoflavonas, el resveratrol y los flavonoides. Cuando comes un plato bien colorido, estás cosechando los beneficios de cada color (cada uno de los colores del arcoíris proporciona diferentes beneficios nutricionales). Si conoces los fitoquímicos y los beneficios que aportan te sentirás más inclinado a comer más frutas y verduras variadas. Además, sabrás por qué es tan importante llenar con ellos al menos la mitad de tu plato. Dado que el consumo de frutas y verduras es altamente recomendable, es justo explicar por qué son tan beneficiosas.

Carotenoides

Los carotenoides son los pigmentos vegetales que proporcionan los colores amarillos, naranjas y rojos a las frutas y verduras; tenemos ejemplos como los pimientos rojos, las papayas, las zanahorias, las sandías y las calabazas. El betacaroteno es un tipo de carotenoide que proporciona la pigmentación naranja a las zanahorias, batatas y calabazas. Uno de los excelentes beneficios del betacaroteno es su conversión en vitamina A. La categoría de los carotenoides también engloba la luteína, la zeaxantina y el licopeno.

Los carotenoides son asimismo beneficiosos porque además son antioxidantes. Los antioxidantes previenen y reducen los riesgos de padecer enfermedades, ya que combaten los radicales libres del organismo que causan el estrés oxidativo. Por otra parte, los carotenoides mejoran la vista y previenen el daño oxidativo derivado del uso frecuente de la tecnología actual. El uso de tabletas, teléfonos móviles y televisores causa estrés oxidativo porque absorbemos las luces azules de onda corta. La luteína y la zeaxantina actúan como una especie de gafas de sol internas que filtran las ondas de luz azules y protegen los ojos. Debido a que hoy en día muchos de nosotros estamos unidos a nuestros dispositivos electrónicos como uña y carne, ¡es muy importante consumir carotenoides!

Polifenoles

Los polifenoles constituyen el grupo más grande de fitoquímicos. La categoría de los polifenoles engloba los flavonoides (descritos en la pág. 84) y los lignanos (pág. 85). Los polifenoles son unos potentes antioxidantes, y se encuentran en el cacao crudo, las legumbres, las especias, las frutas y las verduras. El consumo continuado de dietas ricas en polifenoles vegetales protege significativamente del desarrollo y la progresión de enfermedades crónicas, como el cáncer, la diabetes, enfermedades cardiovasculares, la osteoporosis, las dolencias neurodegenerativas y el envejecimiento. Según pruebas epidemiológicas, los polifenoles ayudan también a prevenir los síntomas del asma y a proteger contra la enfermedad pulmonar obstructiva.

Antocianinas

Las antocianinas son las responsables de los pigmentos rojo oscuro, azul y púrpura que encontramos en frutas y verduras como arándanos, fresas, frambuesas, moras, cerezas, berenjenas, uvas, col roja y manzanas rojas. Las antocianinas, al igual que otros fitoquímicos, son unos potentes antioxidantes que protegen el hígado, mejoran la visión, reducen la presión arterial y el riesgo de padecer otras enfermedades graves.

Isoflavonas

Las isoflavonas, también conocidas como fitoestrógenos, son compuestos vegetales que imitan el estrógeno humano y cuyo consumo debe evitarse. Las isoflavonas se encuentran en las leguminosas, principalmente en la soja. Intenta evitar al máximo el consumo excesivo de tofu, miso, leche, queso y yogur de soja. Acerca de las afirmaciones del potencial de la soja para reducir las cardiopatías, en un artículo del *Journal of Nutrition* se señala que los datos que sustentan esas afirmaciones son inconsistentes o tienen una base inadecuada. Hay estudios que documentan la preocupación sobre el aumento del consumo de productos de soja ya que éstos pueden causar trastornos hormonales, tanto en mujeres como en hombres, inhibir la función tiroidea y aumentar el riesgo de desarrollar cánceres de mama. Asimismo, las isoflavonas pueden llegar a bloquear los receptores naturales del estrógeno.

Resveratrol

Es posible que estés familiarizado con este fitoquímico. Al resveratrol se debe el efecto saludable del vino tinto. Cabe señalar, a modo de ejemplo, que los franceses tienen un índice bajo de dolencias cardíacas, y algunos autores sugieren que ello se debe al consumo diario y moderado del vino tinto. La cantidad de resveratrol varía según el tipo de uva a partir de la que se elabora el vino. Ahora bien, su efecto beneficioso no significa que tengas que beber varios vasos de vino al día. Se sabe que hay vinos baratos que están contaminados con arsénico. Si encuentras un vino de calidad, bébelo con moderación, ya que el alcohol puede alterar el microbioma intestinal y las hormonas, así como dañar el hígado.

Las plantas producen resveratrol para protegerse de organismos nocivos y problemas ambientales (como la falta de agua). El resveratrol ofrece a los seres humanos una serie de beneficios, como el de proteger nuestro corazón y proporcionarnos antioxidantes para defendernos de las enfermedades. Esta sustancia se encuentra en las uvas, los cacahuetes, los pistachos, los arándanos rojos y azules, las moras y el chocolate negro.

Flavonoides

Estos pigmentos incluyen varias subclases, entre ellos las antocianinas (tratadas en detalle en la pág. 83), los flavonoles, las flavanonas y las isoflavonas. Los flavonoles, que se encuentran en manzanas, albaricoques, frijoles, brócoli, tomates cherry, cebolletas, arándanos, coles, puerros, peras, cebollas, uvas rojas y cerezas, son los que más consumimos. Es sabido que el consumo regular de los flavanoles que se encuentran en el chocolate negro reduce el riesgo de padecer enfermedades cardiovasculares y disminuye la presión arterial.

Lignanos

Los lignanos son un tipo de polifenoles que se encuentran en las semillas (de lino, calabaza, girasol, amapola, sésamo), los cereales, las legumbres, las frutas y las verduras. La fuente dietética más rica de lignanos son las semillas de lino, las cuales son biodisponibles y absorbibles por el cuerpo si se trituran o muelen. Cómpralas ya molidas o muélalas en un molinillo de café, las puedes añadir a los batidos, a la avena, o bien puedes rociar con ellas cualquier plato. Incluso se puede hacer un pan casero con semillas de linaza.

Los lignanos tienen la capacidad de bloquear los efectos del estrógeno, lo cual reduce el riesgo de desarrollar cánceres asociados a las hormonas, como los de mama, útero, ovario y próstata. Además, se sabe que reducen el riesgo de sufrir cardiopatías.

Como puedes ver, cada fitoquímico proporciona numerosos beneficios. Ésta es la razón por la que consumir una dieta basada principalmente en vegetales de diferentes colores, frutas, verduras, frutos secos, semillas y legumbres es crucial para tu salud. Te recordamos nuevamente que trates de llenar la mitad del plato con verduras y algo de fruta. Intenta comer como mínimo 5 piezas de frutas y verduras al día. No sólo obtendrás así los beneficios de los fitoquímicos, sino que, también, de una manera natural, aumentarás el consumo de potasio y limitarás la ingesta de sodio y de grasas no saludables.

Hay vegetales que se benefician del proceso de cocción, mientras que otros es mejor consumirlos crudos debido a su gran contenido nutricional. Por otra parte, si bien los alimentos crudos contienen enzimas vivas, es posible que sus nutrientes sean difíciles de digerir y absorber. Cabe señalar también que las verduras cocinadas en aceite de baja calidad (aceites vegetales) durante un largo período de tiempo y a altas temperaturas no son en absoluto una opción saludable. Las sopas de verduras sanas se elaboran con ingredientes de calidad, con poca o ninguna sal añadida, y se cocinan a fuego lento, lo que proporciona a nuestro organismo más nutrientes y fibra.

Cómo disfrutar de más frutas y verduras

Ahora que comprendes ya la importancia de consumir frutas y verduras, vamos a ponernos en marcha. Comer más frutas y verduras es una excelente manera de añadir alimentos bajos en calorías, y llenos de color, sabor, texturas; y, lo que es más importante, de incorporar vitaminas y minerales a las comidas. Sigue los siguientes consejos para disfrutar a diario de más frutas y verduras:

1. Si tomas pizza, ¡cómela con verduras! Prueba a añadirle brócoli, espinacas, pimientos verdes, tomates, champiñones o calabacines entre otros ingredientes.

2. Hazte batidos para desayunar con proteínas de calidad: la mitad de un aguacate, la leche elegida, verduras como la rúcula, una cucharada de mantequilla de almendras y medio plátano.

3. Prepara un plato vegetariano con verduras asadas y queso feta envueltos en una tortilla de cereales germinados (aconsejo el pan ezequiel (esenio) de la marca Food for Life).

4. Prueba a hacer unos bocadillos crujientes, como col rizada, boniatos fritos o garbanzos tostados. En Internet hay montones de recetas divertidas, y también al final de este libro.

5. Asa verduras de colores, tomates, pimientos verdes y rojos, champiñones y cebollas, y haz brochetas con ellas.

6. Añade color a tus ensaladas con zanahorias pequeñas, tomates cherry, col lombarda, semillas de granada, hojas de espinacas y bayas. ¡La fruta es maravillosa sobre un lecho de lechuga!

7. Prepara y deja a mano verduras troceadas para tomar en tortilla para desayunar, o un bocadillo a media tarde; para guarnición, o un tentempié rápido mientras esperas la cena. Tan pronto como compres la verdura, simplifica tu vida cortándolas ese mismo día y guardándolas en un recipiente hermético. Platos favoritos listos para comer: pimientos rojos, verdes o amarillos, brócoli o coliflor, zanahorias, palitos de apio, pepinos, y rábanos enteros. ¡Húndelos en una salsa de guacamole o hummus casero!

8. Coloca frutas coloridas a la vista, allá donde puedas echar mano de ellas para un refrigerio fácil y también para llevar. Deja un tazón de fruta entera y madura en la cocina o en la mesa del comedor.

9. Haz tus propias ensaladas con frutas, bayas, sandía, uvas... Repártela en pequeños recipientes o fiambreras para llevar. Combínala con una grasa y proteína saludables, como un trozo de queso, o 1 o 2 cucharadas de mantequilla de frutos secos, así estabilizarás los niveles de azúcares en sangre.

10. Prepara salsas con fruta. Haz puré de manzanas, bayas, melocotones o peras en un robot de cocina, tendrás una salsa espesa y dulce para acompañar el marisco o el pollo a la plancha o a la parrilla.

11. ¡Hazte una tortilla para cenar! Convierte cualquier tortilla en una comida abundante añadiéndole brócoli, calabaza, zanahorias, pimientos, tomates o cebollas, y cúbrela con queso de calidad. Por queso de calidad, entendemos cualquier cosa menos queso Kraft.

12. Cubre la mitad de un boniato al horno con brócoli y queso de calidad.

13. Calienta una taza de sopa de verduras casera o baja en sodio o hazte un bocadillo o un sándwich para el almuerzo.

14. A los pasteles de carne de pavo, a los purés de patatas, a la salsa para pasta o a los platos de arroz, añádeles verduras ralladas, trituradas o troceadas, como calabacitas, espinacas y zanahorias.

15. ¡Cambia la pasta tradicional, con un contenido alto en calorías, por espaguetis de calabacín! Cómpralos hechos o prepáralos tú mismo con un espiralizador. Rocíalos luego con ajo y aceite de oliva o bien con una salsa de carne de pavo casera.

16. Haz de la fruta un postre: tritura la mitad de un plátano, añádele frutos secos picaditos, proteína en polvo de calidad y unas cucharadas de avena. ¡Ñam!

17. Llena el congelador de verduras para cocinar al vapor o saltear y elaborar con ellas un plato rápido. Añade a las verduras unas deliciosas hierbas y especias, así tendrán más antioxidantes y más sabor.

18. Haz un plato principal con una ensalada de verduras de hojas verdes, garbanzos o tempeh. Alíñalo con un aderezo casero de hierbas, especias, aceite de oliva y vinagre de manzana.

Superalimentos buenos para el riñón y para disfrutar de una función renal óptima:

- Manzanas (alto contenido en fibra, antioxidantes, propiedades antiinflamatorias).
- Vinagre de manzana (previene los cálculos renales).
- Repollo (bajo en potasio y rico en vitaminas C y K, fibra y fitoquímicos).
- Coliflor (rica en vitamina C, ácido fólico y fibra).
- Cerezas (ricas en antioxidantes y fitoquímicos).
- Ajo (propiedades antioxidantes y antiinflamatorias).
- Uvas (ricas en antioxidantes; el hollejo es rico en resveratrol)
- Col rizada (baja en potasio, rica en vitaminas A y C, y rica en hierro).
- Zumo de limón (ayuda a reducir la formación de cálculos renales).
- Cebolla (baja en potasio y rica en antioxidantes, propiedades antihistamínicas).
- Semillas de calabaza (ricas en antioxidantes y magnesio, ayudan a reducir la formación de cálculos renales).
- Pimientos rojos (bajos en potasio y ricos en vitaminas A, B6, ácido fólico y fibra).
- Boniatos (ricos en betacaroteno, vitaminas A y C, B6, potasio y fibra).
- Sandía (rica en agua con propiedades diuréticas; ayuda a producir más orina y a eliminar toxinas).
- Hierbas beneficiosas para el riñón y para facilitar una función renal óptima:
- Diente de león (diurético natural que fortalece los riñones y alivia los problemas del tracto urinario).
- Jengibre (limpia de toxinas la sangre y los riñones).
- Ortiga (diurético natural que purifica la sangre y trata las infecciones del tracto urinario; rica en hierro).

- Cúrcuma (antiséptico y antiinflamatorio para las infecciones e inflamaciones renales).

Tratamiento nutricional en la diálisis

En los pacientes que están en la etapa 5 o en la etapa final de una IRT los riñones funcionan a menos de un 10 %. En estos casos, es necesaria la diálisis para suplir la función de los riñones hasta que sea posible un trasplante renal. Cuando recibes diálisis, debes pedir que el dietista te prepare un plan de comidas personalizado. En general, éste será alto en proteínas y bajo en sodio, potasio, fósforo y líquidos. Hay dos tipos diferentes de diálisis: la hemodiálisis (HD), que se realiza en el centro tradicional, en un centro nocturno o en el hogar, y la diálisis peritoneal (EP).

La dieta recomendada está en parte determinada por el tratamiento de diálisis que lleves a cabo.

Hemodiálisis (HD)

La hemodiálisis es un tipo de tratamiento en el que la sangre se extrae del cuerpo mediante un complejo conjunto de tubos. La sangre pasa por un filtro llamado dializador, se limpia y se devuelve al paciente, y esa sangre entra en contacto con el dialisato al pasar por el filtro. El dialisato es una solución limpiadora que se coloca en el abdomen y extrae los residuos y el líquido de la sangre. Por lo general, los pacientes reciben este tipo de diálisis tres veces por semana en sesiones de cuatro horas. Entre sus desventajas destaca la compleja estructura del tratamiento, el cual requiere frecuentes visitas del paciente al centro de diálisis. Los pacientes deben llevar un catéter o una fístula en el brazo o en la ingle para que el tratamiento de diálisis llegue a las zonas de alto flujo sanguíneo.

Hemodiálisis domiciliaria (HDD)

Esta opción de tratamiento es una versión menos compleja que la hemodiálisis regular, especialmente porque el paciente la puede realizar desde la comodidad de su hogar. El sistema general se simplifica con una máquina de diálisis más pequeña y con unos tubos y conexiones de sangre más simples. Debido a su simplicidad, muchos pacientes eligen este método porque preserva su independencia y les permite tener más tiempo libre.

La duración de la sesión varía en cada paciente y puede adaptarse a sus necesidades. Por lo general, se realiza hasta seis días por semana con sesiones de tres a seis horas.

Existen versiones más breves, la llamada hemodiálisis diaria corta (SDHD). En versiones de mayor duración, la hemodiálisis nocturna (NHD), generalmente se realiza de noche. Como puedes ver, la HDD permite mayor flexibilidad en cuanto a frecuencia, duración y estilo de vida personal.

Diálisis peritoneal (DP)

En este tipo de tratamiento se coloca un tubo en la cavidad abdominal del paciente y se intercambia líquido a intervalos regulares. El tratamiento se adapta a las necesidades y el estilo de vida del paciente. Así, por ejemplo, puede realizarse durante la noche mientras el paciente está durmiendo, o bien durante el día con cuatro intercambios manuales de entre 15 y 30 minutos.

En la mayoría de los casos se considera la forma más sencilla de diálisis por su gran flexibilidad, pues interfiere menos en la vida del paciente y le roba menos tiempo.

En términos de resultados clínicos, mortalidad o muertes cardiovasculares, está determinado que ningún tratamiento de diálisis es superior a otro. La HDD y la DP ofrecen una mayor libertad frente a las restricciones dietéticas y también mayor libertad en cuanto a estilo de vida.

El Departamento Norteamericano de Nefrología, Hipertensión y Trasplantes Renales proporciona la siguiente extraordinaria descripción de las ventajas e inconvenientes de cada tratamiento:

	Ventajas	Inconvenientes
Hemodiálisis (HD)	• Tratamiento de diálisis efectuado en el hospital por técnicos y enfermeras.	• Horario estricto, flexibilidad limitada. • Tiempo comprometido: 20 horas a la semana. • Asignación de las sesiones: sin flexibilidad, según la unidad de diálisis. • Requiere autorización médica previa y disposición para viajar. • No se puede viajar a un lugar donde no haya una clínica u hospital de diálisis. • Fluctuación significativa de los síntomas. • Es necesaria una fístula arteriovenosa (AFD) y agujas. • Transporte especial
Hemodiálisis domiciliaria	• Independencia y flexibilidad de horario. • Asignación de sesiones: según convenga al paciente. • 5-6 veces por semana, por lo tanto, menos fluctuaciones sintomáticas. • Mayor libertad en cuanto a la ingesta de sólidos y líquidos. • Es posible eliminar la medicación para la presión arterial y algunos otros fármacos. • Facilidad para viajar.	• Necesita un cuidador al menos durante la diálisis de 5 a 6 veces a la semana. • Compromiso de tiempo: basado en el tratamiento, hasta 22 horas a la semana. • Es necesario ajustar el estilo de vida al tratamiento. • Requiere un espacio de almacenamiento de aproximadamente medio armario. • Es necesaria una fístula arteriovenosa (AFD) y agujas.
Diálisis peritoneal	• Estilo de vida flexible e independiente. • Compromiso de tiempo: generalmente menos de 10 horas a la semana. • Asignación de tiempo: a conveniencia del paciente. • Sin agujas. • Técnicas sencillas, fácil aprendizaje. • Terapia continua, mínima fluctuación de los síntomas. • Visita clínica una vez al mes, por lo que no es necesario viajar repetidamente. • Fácil viaje, preparar el equipaje y listo. • Es posible usar diálisis peritoneal automatizada (DPA); conectar la máquina por la noche y ponerse a dormir.	• Es necesario ajustar el estilo de vida al tratamiento. • Catéter abdominal. • Implica un consumo pasivo de azúcar, por lo que hay que vigilar el peso. • Requiere un espacio de almacenamiento de aproximadamente medio armario.

Fuente: «Home Hemodialysis and Peritoneal Dialysis», University of Florida Health, diciembre, 2017, http://nephrology.medicine.ufl.edu/patient-care/renal-replacement-therpay/home-dialysis.

Requerimientos dietéticos durante la diálisis

Calorías

A los pacientes con DP (diálisis peritoneal), algunas calorías les llegan de la solución del dialisato en forma de dextrosa (un azúcar). Debido a las calorías que aporta, los pacientes que siguen este tratamiento necesitan menos calorías diarias que los pacientes con HD. Por otra parte, también necesitan menos hidratos de carbono porque la solución aporta asimismo hidratos de carbono.

Sodio

En el caso de la HD y de la DP, la ingesta de sodio debe limitarse a un máximo de 2000 mg diarios. La DP se realiza diariamente y, por lo tanto, puede dispensarse la restricción de sodio. Consulta esta cuestión con tu médico o dietista.

Potasio

Si sigues la DP, el objetivo en relación al potasio será de 3000 a 4000 mg diarios. La recomendación para los pacientes con HD es generalmente de 2000 mg diarios. En la DP es mayor porque la eliminación de potasio es más eficiente, ya que los tratamientos son diarios.

Calcio

Ambos tratamientos requieren limitar el calcio a 2000 mg.

Fósforo

Se recomienda limitar el fósforo a 800-1000 mg diarios en ambos tratamientos.

Proteínas

Puesto que la diálisis es efectiva para eliminar los residuos de proteínas en sangre, no es necesario seguir una dieta baja en proteínas. Más bien al contrario: dado que algunos aminoácidos (componentes básicos de la proteína) son eliminados durante el tratamiento, se requiere una mayor ingesta de proteínas para sustituir a las que se han perdido en él. La DP puede ocasionar una pérdida de proteínas; y la HD, que el organismo descomponga las proteínas más rápidamente de lo normal, por lo que es crucial hacer un esfuerzo para obtener las proteínas necesarias. Los niveles de proteínas requeridos en ambos tratamientos son más altos que para la IRC. Ten en cuenta que aunque durante la diálisis puedes aumentar la ingesta de proteínas, tienes que reducir la de fósforo. Muchos alimentos ricos en proteínas, como la leche, el yogur, el queso, las legumbres, los guisantes, los frutos secos, las semillas, la mantequilla de cacahuete y algunos productos de la soja contienen fósforo o potasio.

La directriz general sería tomar en cada comida un alimento rico en proteínas, o bien de 225 a 280 g diarios de alimentos ricos en proteínas. Existen proteínas en polvo buenas para ese propósito. Puedes añadirlas a los pudines, la compota de manzana, los batidos, los zumos de frutas, las sopas con bajo contenido en sal, o la leche vegetal que prefieras. Siempre puedes obtener proteínas en polvo sin sabor que no harán que tu comida sepa a chocolate o vainilla.

Fluidos
Las restricciones de líquidos tienen lugar generalmente cuando el paciente inicia la diálisis, sobre todo si ésta sólo la recibe tres días a la semana y si la producción de orina disminuye. Cuando se exceden los límites de líquidos, debe eliminarse el agua adicional y hay que tener en cuenta que podrían producirse efectos secundarios como calambres musculares, presión arterial baja, náuseas, debilidad, mareos y, posiblemente, más sesiones adicionales de diálisis para eliminar el líquido. La restricción de líquidos va de la mano de la de la sal. Es más fácil cumplir con las restricciones de líquidos cuando la ingesta de sodio está bien controlada.

Restringir la cantidad de sodio y líquido que tomas cuando sigues un tratamiento de diálisis ayuda a tu organismo a mantener una cantidad adecuada de líquido, lo que facilita que en la diálisis elimines el exceso de agua. El sodio hace que el cuerpo retenga agua e incrementa la posibilidad de que se produzca una sobrecarga de líquidos.

Las restricciones de fluidos varían dependiendo de las necesidades de cada individuo. Existen ciertos factores a tener en consideración en el momento de determinar cuánto líquido hay que restringir, incluido el aumento de peso entre las sesiones del tratamiento, la producción de orina y la hinchazón. Un aumento de peso de más de 1 o 2 kg entre cada sesión es una cantidad excesiva. Si el paciente recibe sesiones frecuentes de diálisis, como por ejemplo 5 días a la semana, se pueden eliminar algunas restricciones, ya que el dialisato, el líquido que limpia la sangre, se ocupa del exceso de sodio del cuerpo.

A la mayoría de pacientes que siguen DP les funciona aún los riñones un poco, y, por lo tanto, producen todavía algo de orina. Con el tiempo, la función renal tiende a disminuir. La cantidad de líquido que se permite tomar diariamente a esos pacientes depende de la cantidad de orina que producen.

Limitar los líquidos hace que la HD sea menos desalentadora. Los pacientes con HD suelen sentir los efectos negativos del desequilibrio de fluidos –como por ejemplo los calambres musculares–, más que los pacientes con DP. En general, se recomienda que las personas que siguen un tratamiento de diálisis y no producen orina deben tomar menos de 4 tazas o 1 l de líquido al día.

Para evitar una sobrecarga de líquidos, el paciente tiene que controlar siempre los líquidos que ingiere. Hay que tener en cuenta que 30 ml son aproximadamente 2 cucharadas, y que una restricción de líquidos de 1000 ml es de aproximadamente 4 tazas. En la mayoría de los casos, los pacientes de diálisis deben limitar la ingesta de líquidos a unos 950 ml diarios. El paciente debe tener un vaso medidor para poder controlar cuánto bebe, y también es importante controlar la sed y no beber sin pensar. Cuando sienta sed, puede tomar caramelos duros, un cubito de hielo o uvas congeladas.

CAPÍTULO 5

Consejos para tener éxito con la dieta DASH

Cambiar los hábitos alimentarios no siempre es sencillo o deseable, pero es casi siempre necesario. Nuestras fuentes y sistemas alimentarios, y el acceso ilimitado a alimentos procesados con alto contenido en sodio y azúcar, hacen que sea muy difícil seguir un régimen saludable de alimentación. Sin embargo, aquí estás, leyendo este libro y procurando mejorar tu salud. Ya has dado el primer paso, el más difícil, sólo por eso sabemos que puedes hacerlo.

En este preciso momento puedes dejar de sentirte mal por tus hábitos alimentarios y aprender a cambiarlos pausadamente hasta que pasen a ser parte de tu estilo de vida. En este capítulo hablaremos no sólo del porqué perder el buen rumbo (sólo somos humanos) no es tan malo, sino también de cómo aprender de ello. Te proporcionaremos consejos para comer con atención; usar, en vez de sal, hierbas y especias que dan sabor a los alimentos; y para pasar a tomar comidas sanas. Crear un nuevo estilo de vida no es algo que tenga lugar de la noche a la mañana; es un proceso de aprendizaje que lleva tiempo, pero los hábitos saludables que desarrolles te durarán toda la vida. Si lo haces así, nunca sentirás que estás a dieta.

Empieza con pequeños cambios

Comenzar con cambios pequeños que después formarán parte de tu estilo de vida te ayudará a mejorar la salud y a perder peso a largo plazo. Los cambios pequeños, como comer un bistec de 110-170 g en vez de unos de 340, ayudan mucho. O, por ejemplo, en vez de tomar 150 g de pollo salteado, toma 56 g de pollo con 85 g de lentejas. Comportamientos como cambiar una barrita de chocolate por un yogur griego con polvo de cacao crudo o fideos de cacao son más beneficiosos de lo que crees.

Controla las raciones

Elegir alimentos que sean saludables y buenos para tus riñones es un buen comienzo, pero comer mucho de cualquier cosa, incluidas las sanas, causa problemas. Una forma de mantener un control de las cantidades que ingieres es comer con atención, como veremos más adelante en este capítulo. Te aconsejamos:

- Lee las etiquetas de información nutricional y comprobar el tamaño de la porción. Muchos alimentos envasados contienen más de una ración, pero tendemos a consumir todo el paquete porque, bueno, es un paquete. Facilita el control de las raciones: retira los alimentos del envase y sepáralos en porciones individuales para así saber cuándo parar de comer. Siempre es mejor repartir la comida nada más llegar a casa. Esto te ayudará a cumplir tus propósitos, especialmente en los días que estás más ajetreado.
- Planea siempre con suficiente antelación. Planea tus comidas y tentempiés con tiempo, así no te sentirás tentado por los antojos de última hora o por el hambre entre las comidas. Dedica a planificarlos los domingos, o la noche o la mañana antes de un día ocupado. Haz lo que funcione mejor para ti y tu estilo de vida. Recuerda que tanto la coherencia como las rutinas realistas son claves para lograr unos cambios sostenibles y de por vida.

Confundir las raciones

Si no estás familiarizado con las medidas de los alimentos, los gramos o las tazas, ten serán muy útiles los símbolos de las manos que equivalen a las diferentes medidas. Copia en un trozo de papel, o bien fotografía, la siguiente tabla y llévala siempre contigo (¡especialmente cuando salgas a comer fuera!). Es muy fácil no prestar atención a los tamaños de las raciones, esperemos que usar las manos te ayude a calcularlas mejor.

Símbolo de la mano	Equivalencia	Alimentos
Mano en un puño	1 taza (125 g)	Arroz, pasta
Mano extendida	85 g	Carne, pescado, aves (está bien tomar un máximo de 170 g de carne, que serían dos manos)
Palma de la mano ahuecada	28 g	Nueces, pasas
Pulgar	28 g	1 cucharada de mantequilla de aguacate, queso curado
Punta del pulgar	1 cucharadita	De azúcar (si la vas a tomar)
Dedo índice	42 g	Queso en tiras

Limitar el consumo de carne

Intenta que la carne sea un alimento más en tus comidas, pero no el centro de ellas. La mejor recomendación que podemos hacerte es que te prepares la comida como siempre: mitad verduras, un cuarto de proteína o carne y el otro cuarto de féculas. Luego, asegúrate de incluir algunas grasas saludables, ya sea rociando las verduras con un poco de aceite de oliva o bien añadiendo al plato medio aguacate. La fruta es genial para incorporarla en los tentempiés, combínala con una fuente de grasa o proteína saludable. Por ejemplo: una manzana con 2 cucharadas de mantequilla de frutos secos, o bien arándanos con queso en tiras.

Como norma general, limita la carne a 113-170 g como máximo por comida. Si estás acostumbrado a comer grandes porciones de carne, cada pocas semanas redúcelas a un tercio. Incluye más verduras en los platos de tu dieta, como por ejemplo quinoa con judías verdes salteadas, es una manera excelente de reducir el contenido en sodio y disminuir el exceso de carne. Quizás te plantees en hacer lo de «lunes sin carne», un día en el que sólo consumes hortalizas. Además, si tomas carne a mediodía no es necesario que repitas por la noche, siempre y cuando obtengas proteínas de una fuente no cárnica, como las lentejas o el tempeh.

Bocados o tentempiés sencillos y equilibrados

Las opciones de refrigerios o tentempiés deben tener pocos ingredientes, y éstos deben ser alimentos no procesados e integrales. Es necesario que muestren un equilibrio entre proteínas, grasas e hidratos de carbono y una cantidad limitada de calorías, sodio, grasas trans y azúcar. Los tentempiés deben ser una combinación de al menos dos de los siguientes ingredientes: proteínas, grasas e hidratos de carbono. Una ración debe ajustarse a estas pautas:

- **Proteínas:** alrededor de la mitad de la palma de tu mano. Para las comidas, la palma entera.
- **Grasas:** al menos 2 cucharadas en cada plato (aguacates, aceite de coco, frutos secos/semillas, mantequilla de frutos secos, etc.).
- **Hidratos de carbono complejos o almidones:** ½ taza (maíz, guisantes, remolachas, calabazas, batatas, plátano macho). Son más densos y aumentan el azúcar en la sangre más rápidamente que las verduras sin almidón.

- **Hidratos de carbono simples** o azúcares: ¡ilimitados! Afectan muy poco al nivel de azúcar en sangre y están repletos de vitaminas, minerales y fibra. Entre este tipo de alimentos se encuentran: brócoli, coliflor, espinacas, zanahorias, repollo, col rizada, pimientos, judías verdes, pepinos y espárragos.

Establecer objetivos inteligentes

En la actualidad estamos acostumbrados a los resultados instantáneos. Fíjate si no en cómo ha evolucionado nuestro estilo de vida en poco tiempo. Ahora recibes un email en un cerrar y abrir de ojos sin tener que esperar días al correo postal. Puedes hacer transferencias bancarias desde tu teléfono móvil sin ir hasta el banco. Y lo que es más: te llega un pedido el mismo día en que has hecho la compra.

Respecto a la nutrición, establecer objetivos es una de las cosas más importantes que puedes hacer para conseguir un estilo de vida nuevo y saludable. Pero tienes que asumir que cambiar y lograr objetivos requiere algo más que unos cuantos segundos y meros pensamientos de hacerlo. Vas a necesitar tiempo, dedicación y, lo más importante, paciencia. Es fundamental contar con un plan de acción y establecer metas con el objetivo claro de dónde deseas que esté tu cuerpo y tu salud. Muchas veces nos centramos en el objetivo final, pero nos olvidamos de planificar el camino y el método para lograrlo. Sin un plan de acción, los pasos intermedios se complicarán y se puede perder el control. Planifica tus comidas con la tabla de la pág. 97, eso te facilitará el seguimiento de la dieta DASH.

Establecer los objetivos de manera inteligente te permitirá estructurarlos y planificarlos mejor. Podrás seguir tus progresos y mantenerte en el buen camino, y ello te facilitará a la vez seguir un plan de acción establecido que te permita convertir en realidad tus objetivos. El acrónimo SMART ('inteligente' en inglés) está formado por las siguientes palabras:

(S) Específico
(M) Medible
(A) Alcanzable

(R) Realista

(T) Oportuno

A la hora de establecer tus objetivos, hazte las siguientes preguntas:

- ¿Qué es exactamente lo que quiero lograr?
- ¿Por qué quiero lograrlo?
- ¿Dónde? ¿Cuándo? ¿Cómo? ¿Con quién?
- ¿Cuáles son los problemas que puedo encontrarme en el camino?
- ¿Cómo voy a superar los obstáculos?

Por ejemplo, en vez de marcarte como objetivo «Hacer más ejercicio el fin de semana», sé más específico: «Voy a correr todos los sábados y domingos, a las 9:00, durante 20 minutos». Aquí tienes algunos consejos adicionales:

- Empieza con poco. Eso se llama establecer objetivos a corto plazo. Piensa en qué puedes lograr de manera realista en las próximas semanas. No hagas una lista de objetivos demasiado larga; establece un máximo de cuatro para dos o tres semanas.
- Escribe tus objetivos. Tenlos a la vista, en la puerta de la nevera o en tu escritorio. Anotar las metas demuestra que estás comprometido y que tienes las cosas claras, y tenerlas a la vista te ayudará a responsabilizarte de ellas.
- Pasadas dos o tres semanas, siéntate a reflexionar sobre tus objetivos. ¿Los has conseguido? Si no lo has hecho, ¿por qué? ¿Has establecido metas y expectativas poco realistas?
- Celebra los pequeños éxitos. Lograr un solo objetivo aumenta la confianza y la motivación. Y recuerda siempre: los pequeños logros llevan a grandes éxitos.
- No uses las palabras «nunca» o «siempre». No digas, por ejemplo, «nunca voy a volver a comer patatas fritas». La actitud del todo o nada te prepara para el fracaso y, a menudo, te reenvía a los malos hábitos. Una vez más tienes que considerar si tu meta es realista o no. No es realista renunciar para siempre a un alimento común. Y recuerda que en todo momento hay alternativas saludables para

sustituir tus comidas favoritas. Un objetivo más realista y mejor sería: «Cuando me apetezca comer patatas fritas las sustituiré por boniatos caseros».

- Y, por último, nunca esperes la perfección. El fracaso llegará y puede que te decepciones. Cuando eso suceda, nunca te rindas. Usa el fracaso para analizar qué ha salido mal. La paciencia y la perseverancia son claves para el éxito a largo plazo.

Espero haberte convencido de que no te rindas, de que sigas adelante y tomes el control de tu salud de una vez por todas. Eso es algo que está en tus manos, de modo que sigue adelante y márcate un objetivo para las próximas semanas. Aunque sólo sea el de leer un capítulo más de este libro o probar a hacer una receta.

Comer con atención plena

Es posible que ya hayas oído hablar de la atención plena, pues en los últimos años se ha convertido en una práctica popular de estar bien, en una forma de reducir el estrés, aliviar la ansiedad y, sí, incluso de comer mejor. La atención plena es simplemente el concepto de estar presente en cada momento. No es algo religioso, y no hay que atribuirle ninguna moral o ética determinada. Lo único que tienes que hacer es reducir la velocidad. Enfoca tu atención en lo que estás haciendo en el momento presente, no en lo que harás más tarde, ni en lo que hiciste antes o hace cinco años, ni tampoco en lo que sale en la televisión.

Te tienes que centrar en tu experiencia sensorial de lo que está sucediendo en ese momento. Genial, ¿verdad? Comer atentamente es intentar ser consciente de todas las sensaciones y sentimientos que surgen mientras comemos: lo que saboreamos, olemos, sentimos, tocamos y vemos. ¿Cómo te hace sentir todo eso respecto a la elección de comida que has hecho? ¿Te sientes bien alimentado? ¿Te sientes saciado? Si comes de manera consciente y masticas más lentamente, es menos probable que ingieras calorías vacías, con poco valor nutricional.

Pero es posible que la vida cotidiana se interponga en nuestro camino de buenas intenciones, por ejemplo comer cada bocado con atención. La familia, el trabajo y un millón de cosas más pueden alejarnos más de lo que nos gustaría de la práctica de la atención plena.

Comer conscientemente es una de las mejores maneras de estar en sintonía con tu cuerpo y de estar presente en el momento de comer. Es una herramienta que utilizan muchos profesionales de la salud para mejorar los malos hábitos alimentarios, controlar el peso y conseguir una relación saludable con los alimentos.

¿Con qué frecuencia te sientas frente al televisor comiendo patatas fritas sin pensar y, antes de que te des cuenta, ya te has comido la bolsa entera? ¿O con qué frecuencia comes de pie delante del horno de la cocina? ¿Cuántas veces has comido tan rápido que ni siquiera has disfrutado del sabor de la comida o has sido consciente de tener hambre?

A menudo no nos damos tiempo ni para saborear los alimentos. Rara vez nos sentamos a comer en familia. No escuchamos las señales de hambre o las de saciedad (señales de plenitud).

Aquí tienes los principios de la alimentación consciente según el Center for Mindful Eating

Principios de la atención plena:

1. La atención plena (*mindfulness*) es prestar atención a lo que estamos haciendo, deliberadamente y sin juzgar.
2. La atención plena abarca tanto los procesos internos como el entorno que nos rodea.
3. La atención plena es ser consciente mental, emocional y físicamente del momento presente.
4. Con la práctica, la atención plena cultiva la capacidad de liberarse de los patrones reactivos y habituales del pensamiento, el sentimiento y la acción.
5. La atención plena facilita el equilibrio, la elección, la sabiduría y la aceptación de lo que sucede.

Comer conscientemente es:

1. Permitirse tomar conciencia de las oportunidades positivas y enriquecedoras que ofrece el estar atento a la preparación y el consumo de alimentos respetando la propia sabiduría interior.

2. Elegir tomar alimentos que apetezcan y sean nutritivos utilizando todos los sentidos para explorarlos, saborearlos y disfrutar de ellos.
3. Reconocer las respuestas a los alimentos (me gusta, me es indiferente o me disgusta) sin juzgar.
4. Aprender a ser consciente de las señales de hambre y de saciedad para tomar la decisión de empezar a comer o dejar de hacerlo.

La persona que come con atención:
1. Reconoce que no hay una forma correcta o incorrecta de comer, sino diversos grados de conciencia en torno a la experiencia que proporcionan los alimentos.
2. Acepta que sus experiencias gastronómicas son únicas.
3. Es una persona que, por elección, dirige la conciencia a todos los aspectos de la comida y del momento.
4. Observa las elecciones momentáneas y las experiencias directas asociadas con la comida y la alimentación, no de la salud a largo plazo resultante de esas elecciones.
5. Es consciente y reflexiona sobre los efectos que causa alimentarse distraídamente.
6. Experimenta cómo puede actuar para lograr unos determinados objetivos de salud a medida que se va sintiendo en sintonía con la experiencia directa de comer y con sus sentimientos de salud.
7. Toma conciencia de la interconexión de la Tierra, los seres vivos y las prácticas culturales y del impacto que produce en ello la elección de los alimentos que hace.

Ser consciente

Comer con atención significa también saber todo lo que la comida tiene para ofrecernos, incluido cómo se prepara y se consume. Los alimentos pueden ser nutritivos y también agradables, y las personas que comen de manera consciente reconocen las preferencias alimentarias sin juzgarlas y eligen qué alimentos comer a través del conocimiento. Esto significa que, en lugar de enojarte porque las patatas fritas son tu comida favorita, lo reconoces y lo aceptas. Saber que no pasa nada porque las patatas sean tu alimento favorito, pero saber también que no puedes comerlas todos los días forma parte de seguir una alimentación consciente. Cocinar o comprar alternativas más saludables pero también deliciosas, como las patatas caseras al horno es parte de una alimentación consciente. El acto mismo de comer cuando tienes hambre, en lugar de comer porque te ha llegado el aroma de una hamburguesa con queso, es comer con atención. La Dra. Megrette Fletcher, cofundadora del Center for Mindful Eating, afirma: «O bien tienes mucha hambre o bien hay otro desencadenante que te lleva a comer». La conciencia plena te permite percibir tu estado mental y aquello que estás experimentando.

Comer conscientemente requiere práctica, y ciertamente no es algo que ocurre de la noche a la mañana. Las personas tienden a comer en exceso debido a malos hábitos y conductas inconscientes repetidas durante años, y hay algunas que ni siquiera son conscientes de los malos hábitos que tienen. Una vez que hay conciencia, se puede pasar a la acción. Esto supone realizar ajustes en la vida que eviten unos factores desencadenantes que inciten a consumir demasiada comida o a tomar decisiones inadecuadas.

Las siguientes estrategias obran maravillas:

- Comer en platos más pequeños.
- Prestar atención al tamaño de las raciones.
- Beber en vasos o tazas más pequeñas.
- Dividir la comida en porciones y recipientes.
- No comprar alimentos poco saludables para evitar verlos en la despensa.
- Compartir la comida en los restaurantes.
- No echar ni siquiera un vistazo a la carta de los postres.
- Preparar menús para toda la semana y así mantenerse en el buen camino.
- Cambiar de ruta camino del trabajo para evitar el restaurante de comida rápida.

Hay diversos pasos a seguir para facilitar el cambio de comportamiento. Marca las casillas después de haber respondido a cada pregunta.

- ❑ ¿Por qué como? (hambre, aburrimiento, anuncios televisivos, porque alguien me dijo que lo hiciera, etc.).
- ❑ ¿Cuándo quiero comer? (a una hora determinada, por la mañana cuando tengo mucha hambre, por la noche porque es un hábito o cuando me siento mal emocionalmente).
- ❑ ¿Qué como? (alimentos fáciles, sabrosos, nutritivos, que no engordan, comida reconfortante, lo mismo que he comido toda la vida).
- ❑ ¿Cómo como? (rápidamente, de manera consciente, distraídamente, a escondidas, poco a poco).
- ❑ ¿Cuánto como? (hasta que me siento lleno, hasta que me siento enfermo, lo que hay en el plato, cinco veces más que la ración recomendada, la misma cantidad de siempre por hábito).
- ❑ ¿A dónde me conduce la energía? (a la culpa y la vergüenza, a sentir fuerza, al letargo).

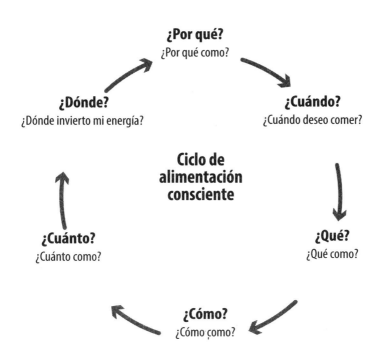

Gráfico del ciclo de alimentación consciente extraído del libro: *Eat What You Love, Love What You Eat*, de Michelle May.

Es posible que nunca antes te hayas hecho estas preguntas. En nuestra sociedad tecnológica, siempre en movimiento, es raro dedicar el tiempo a estas cosas. La primera vez puede que no seas honesto contigo mismo, eso es normal. Continúa haciéndote estas preguntas a diario. Así aumentarás la conciencia de lo que comes, por qué lo comes y con qué frecuencia lo haces. Además, el proceso te ayudará a deshacerte de los malos hábitos nutricionales y de comportamiento. Tienes la capacidad de cambiar los viejos comportamientos por otros positivos. Sin embargo, ten en cuenta que esta técnica sólo te debe proporcionar una visión de tus hábitos alimentarios, no tienes que juzgarlos. No hay respuesta correcta o incorrecta. Por ejemplo, si tu respuesta a «¿cómo como?» es «apresuradamente», no te enojes ni te emociones por ello, ni te exijas cambiar de inmediato. En vez de ello, utiliza la comprensión y el conocimiento para saber cómo tomar una mejor decisión la próxima vez. Del mismo modo que los malos hábitos tardan años en desarrollarse, romperlos lleva su tiempo.

La atención plena, importante durante los tentempiés

No subestimes la importancia de los aperitivos, tentempiés o comidas entre horas. Esos refrigerios te ayudan a mantener la energía entre las comidas y evitan que comas en exceso durante las mismas. Sin embargo, hay una diferencia entre comer bien y picotear. Los tentempiés o aperitivos se realizan a unas horas determinadas, proporcionan una buena nutrición, se reparten bien las raciones y se come por una buena razón. Picotear es comer sin pensar, sin prestar atención a la cantidad que se come o, simplemente, se come por aburrimiento.

Muchas personas comen entre horas para aliviar la sensación de aburrimiento o por costumbre (por ejemplo, mientras ven su programa de televisión favorito), pero es importante escuchar al estómago y no a la mente. Si no estás realmente hambriento, intenta buscar otra actividad para vencer tu aburrimiento, como leer un libro, salir a caminar o limpiar. Cuando te parezca que tienes hambre, bebe un vaso de agua para asegurarte de que tienes hambre y no sed. Comer entre horas es una gran tentación debido a los constantes anuncios de patatas fritas, dulces y otros alimentos procesados. ¡No sucumbas a las tentaciones!

En ciertos eventos, como una fiesta o un cine, es posible que comas sin hambre. Intenta comer antes de ir a esos sitios para no llegar con hambre, o, mejor aún, ¡llévate tu propio tentempié! Por otra parte, trata de tener en cuenta el tamaño de las raciones cuando, ocasionalmente, comes cosas poco saludables. Si comes unas pocas patatas fritas o un par de galletas no te sentirás tan mal como si te acabas una bolsa o una caja entera.

Comer entre horas es muy importante porque ayuda al metabolismo y mantiene en equilibrio el nivel de azúcar en sangre (¡lo que a su vez evita los antojos, estabiliza el estado de ánimo y mantiene un buen nivel de energía!). Comer entre horas alimentos sanos te ayudará asimismo a mantener la mente alerta, ¡nadie puede concentrarse cuando tiene hambre! Los tentempiés te proporcionarán nutrientes y te ayudarán a prevenir la somnolencia y el mal humor. Si esperas largos períodos entre las comidas, tu organismo aprende a vivir en «modo inanición», y eso hace que tu metabolismo caiga en picado. Después, tu cuerpo se aferra a la energía extra en las comidas convirtiéndola en grasa, pues espera necesitarla para obtener más energía en caso de que no vuelvas a comer.

¿Cómo funciona esto en ti?

El programa desarrollado por la Dra. Jean Kristeller, «Mindfulness-Based Eating Awareness Training» se basa en la concienciación de una alimentación con atención plena. Kristeller combina la experiencia de la alimentación consciente, de la meditación y el debate de cómo la conciencia plena puede ayudar a los participantes del programa e informarles sobre sus comportamientos y experiencias relacionados con la comida. Este programa se utilizó en un estudio aleatorizado, prospectivo y controlado, publicado en el *Journal of the Academy of Nutrition and Dietetics*. En él se alentaba a los participantes a combinar su sabiduría interior (conciencia en el comer) con la sabiduría externa (el conocimiento sobre lo referente a la diabetes y la nutrición). El primer grupo practicó ejercicios de alimentación consciente, meditación e información básica sobre la diabetes y la nutrición. El segundo grupo recibió sesiones intensivas de asesoramiento sobre el control de la diabetes, las necesidades y los objetivos de calorías y los requisitos del ejercicio. Los componentes de ambos grupos experimentaron una pérdida de peso significativa, mejoraron el nivel de azúcar en sangre, aumentaron el consumo de fibra y disminuyeron el consumo de grasas trans y azúcar. Puesto que no se dieron diferencias significativas en el control del peso o del azúcar en sangre entre ambos grupos, la alimentación consciente se pudo considerar efectiva en los pacientes diabéticos.

Tú puedes aplicarte este mismo concepto, ya tengas hipertensión, IRC u otra enfermedad relacionada con la nutrición. Si bien es importante que comprendas tus necesidades nutricionales y todo lo relacionado con el estado de tu dolencia, es igualmente importante estar al tanto de lo que introduces en tu cuerpo, cuándo y por qué. Hasta el momento se ha realizado una investigación sobre el concepto de alimentación consciente y se ha demostrado que es eficaz y que funciona en personas con diabetes o que sean obesas y no sepan controlar sus hábitos alimentarios.

Ejercicios de alimentación consciente

- Crea una escala del 1 al 10 para medir el grado de hambre que sientes (de menos a más hambre).
- ¿Cómo te sientes con un índice 0? (náuseas, plenitud, hinchazón, cansancio, culpa o cualquier otra emoción, como por ejemplo tristeza).
- ¿Cómo te sientes con un índice 10? (temblores, dolores de cabeza, irritabilidad, somnolencia).
- ¿Dónde estás ahora mismo en esa escala de hambre? (de 0 a 10).
- ¿Qué notas en el cuerpo para haber elegido ese índice concreto?

Ahora, anota en un diario tu índice de hambre antes, durante y después de cada comida durante tres días. Presta mucha atención a las señales físicas (ruido de tripas, sensación de plenitud, hinchazón, etc.) que te llevaron a elegir un índice concreto. Eso te ayudará a comprender las señales físicas de tu cuerpo que te llevarán a llevar a cabo una alimentación consciente.

Experimento alimentario

- Sostén en la mano una pequeña porción de alimento, como un grano de uva una uva pasa, un trocito de queso o de chocolate.
- Contempla su apariencia, su textura y su aroma.
- ¿Observas algún cambio en el cuerpo mientras contemplas ese alimento? (salivación, impaciencia, expectación, o nada en particular).
- Llévate la comida a la boca, pero no la mastiques. Espera unos 30 segundos y luego mastícala.
- ¿Qué has notado sobre su sabor y textura antes de comenzar a masticar el alimento? ¿Qué ha pasado después de que empezaras a masticar?
- ¿Cómo comparas esta experiencia con tu experiencia habitual al comer?

Te darás cuenta de que nunca observas la comida, sientes su textura o la saboreas. Verás que has estado consumiendo alimentos sin pensar, llevándolos a la boca y devorándolos rápidamente. Con la percepción de la alimentación consciente, ten la seguridad de que comerás más lentamente, elegirás el momento en que comes basándote en las necesidades de tu cuerpo en lugar de los deseos de tu mente, y optarás por ingerir alimentos adecuados para tu cuerpo en vez de ser víctima de los anuncios publicitarios.

Aquí tienes algunas maneras de incorporar en tu día a día una alimentación consciente:

1. Come más lentamente

¿Sabías que tu cuerpo se sacia realmente unos 20 minutos antes de que tu cerebro te lo indique? Ése es un largo período de tiempo de retraso y una gran oportunidad para comer en exceso, especialmente si comes de forma rápida y sin pensar. Pero si disminuyes la velocidad, puedes dar a tu cuerpo y a tu cerebro la oportunidad de transmitir y recibir las señales en el momento adecuado. Trata de sentarse para comer, y no permanezcas de pie o, peor aún, conduciendo. Mastica bien. Deja los cubiertos en la mesa entre bocado y bocado.

2. Comprueba lo que sientes

A veces comemos porque estamos realmente hambrientos, pero en ocasiones lo hacemos porque toca o porque estamos programados para ello, porque nos sentimos aburridos, descontentos o ansiosos (o por un millón de otros desencadenantes emocionales). Usa la mente para verificar lo que siente tu cuerpo: ¿tienes hambre o no?, ¿te suenan las tripas?, ¿sientes falta de energía? Ésas son señales para comer. Aquí tienes dos consejos para no comer por aburrimiento: 1) Bebe un vaso de agua. Si media hora más tarde sigues sintiendo hambre, come. 2) ¿Tienes suficiente hambre para comerte una manzana o unas zanahorias? Si realmente tienes hambre, no desearás algo concreto, como por ejemplo un donut.

3. Planifica

Piensa en la última vez que elegiste mal una comida. ¿Qué era? ¿Por qué esa? ¿Era algo dulce, salado o rico en grasa? ¿Estabas aburrido, estresado o solo? ¿Fue una decisión rápida? Limpia tus armarios de cualquier cosa que pueda convertirse en hábito para los momentos de estrés. Sustituye esos alimentos por otros saludables. Planifica unas comidas nutritivas y abundantes para no sentir la tentación de picotear.

Efectos de la dieta DASH

Hay dos tipos de fibra: la soluble y la insoluble. La fibra se encuentra en los alimentos vegetales, y casi todos ellos contienen ambos tipos. Dado que la dieta DASH es rica en frutas, verduras y cereales integrales, es posible que cuando la sigas experimentes algo de hinchazón y diarrea a causa de su contenido en fibra, que como la fibra del trigo, que no se disuelve en agua y no se activa con las bacterias del colon, no crea gases. La fibra insoluble es importante porque se une al agua en el colon y facilita unas heces voluminosas. En última instancia, eso mejora la regularidad para ir al baño, lo cual es un signo de una buena dieta y una buena salud. Existe una asociación inversa entre la ingesta de fibra insoluble y la presión arterial, el nivel de colesterol total y de triglicéridos. Esto significa que, cuanto más fibra insoluble consumas, menos probabilidades tendrás de desarrollar esas dolencias. Al interferir en la absorción del colesterol, la fibra reduce el LDL. Piensa en la dieta mediterránea, una dieta rica en fibra, fruta, verduras, legumbres y cereales completos. El riesgo de cardiopatías en personas que siguen esta dieta es mucho más bajo que en las que consumen los alimentos típicos de la dieta estándar norteamericana (SAD).

Las fibras prebióticas son un tipo especial de fibras solubles subestimadas. Se habla mucho de los probióticos, pero no tanto de los prebióticos, que son el alimento de los primeros. Con la descomposición de la fibra soluble se liberan prebióticos. Algunos de ellos de los que quizás hayas oído hablar son la inulina y la oligofructosa, los cuales son muy beneficiosos para la salud, como por ejemplo mejorar la regularidad, ya que el cuerpo humano no puede descomponerlos. Una vez que los prebióticos pasan por el intestino delgado, llegan al colon y allí son fermentados por la microflora intestinal o las bacterias.

Los prebióticos se convierten en combustible para las bacterias beneficiosas que viven en los intestinos, trabajan junto a los probióticos para mantener el equilibrio y la diversidad de las bacterias intestinales beneficiosas. Entre las fuentes de alimentos prebióticos están los plátanos poco maduros, los ajos crudos, las cebollas crudas o cocidas, los puerros, la raíz de achicoria cruda, las alcachofas crudas y las hojas de diente de león. Éste es otro ejemplo de por qué es bueno incluir verduras crudas en la dieta. Cuando estas fuentes de alimentos se cocinan pierden parte de su preciosa fibra prebiótica. Los alimentos que contienen prebióticos y probióticos son los productos lácteos fermentados como el yogur, el queso, el kéfir y la crema agria. Juntos, tienen una relación simbiótica, es decir proporcionan un equilibrio que sólo logran trabajando conjuntamente.

La fibra soluble, como es la fibra de la avena y la de los frijoles, se disuelve en agua y es fermentada por las bacterias del colon. Estas bacterias son las que crean gases en el colon y sensaciones de hinchazón. La clave respecto a la fibra es conseguir un buen equilibrio entre sus fuentes, por eso es importante comer una dieta variada y equilibrada. Si experimentas gran cantidad de gases y flatulencias, recorta en primer lugar los alimentos con fibras solubles. Cuando añadas fibra a tu alimentación, hazlo aumentando gradualmente su consumo a fin de evitar algunos de sus efectos secundarios, como son los gases, los calambres y la diarrea. Agrega primero un alimento rico en fibra, deja que tu cuerpo se adapte a él y luego sigue añadiendo otros. Intenta incluir fibra en cada comida. Por otro lado, beber mucha agua con los alimentos fibrosos ayuda a mantenerla en movimiento en el tracto digestivo.

La fibra contribuye de muchas maneras a tener una buena salud. No sólo hace que los alimentos se desplacen por el cuerpo de manera suave y regular, lo que ayuda a su eliminación, sino que también ayuda a prevenir las enfermedades del corazón. Debido a su estructura y a nuestra incapacidad para absorberla, la fibra pasa a través del sistema digestivo sin ser absorbida por las enzimas digestivas del estómago, y elimina del intestino toxinas, residuos, grasas y partículas de colesterol. De esta forma, contribuye a la digestión y a la desintoxicación, y además sacia, lo que ayuda a perder peso, pues es menos probable seguir comiendo cuando no se tiene hambre. Otro gran beneficio de la fibra es que ayuda a controlar el nivel de azúcar en sangre y previene la diabetes. Esto se debe a que la fibra soluble ralentiza la digestión, lo cual evita los picos de azúcar en sangre a medida que se reduce la absorción de los hidratos de carbono.

Idealmente, deberíamos obtener más de 25-30 g de fibra al día. Pero la mayoría sólo tomamos aproximadamente 15 g diarios. El consumo de una gran variedad de fruta, verduras, hortalizas, legumbres y cereales completos te ayudarán a alcanzar este objetivo. Cuando mires las etiquetas de los alimentos, asegúrate de elegir alimentos integrales (como panes de avena o cebada) con un contenido de al menos 2 g de fibra por ración. El consumo de una gran variedad de alimentos fibrosos te permitirá obtener todos los nutrientes que necesitas diariamente. Entre los alimentos ricos en fibra se encuentran los guisantes secos, las lentejas, los frijoles negros, los *mungo* y los higos. Te asegurarás de ingerir fibra si consumes frutas, verduras y legumbres –como manzanas, pepinos y patatas–, con piel.

Datos nutricionales de las etiquetas

Las etiquetas con la información nutricional serán tu guía para comprender qué contienen los alimentos procesados y envasados. Cuenta con esta excelente herramienta para elegir los mejores alimentos y tomar las decisiones correctas, especialmente con respecto a tu dieta prescrita.

Presente en todos los alimentos envasados, la etiqueta con la información nutricional es la mejor fuente de información. Las frutas y verduras frescas, la carne, el pollo, los productos recién horneados y los mariscos no la requieren. A continuación tienes una muestra del nuevo etiquetaje de información nutricional que comenzará a entrar en vigor en julio de 2018 (en Estados Unidos).

Datos nutricionales

8 raciones por envase

Tamaño/peso de ración:	**55 g**

Calorías por ración   230

Valor porcentual diario*

Total de grasas 8 g	**10 %**
Grasas saturadas 1 g	**5 %**
Grasas *trans* 0 g	
Colesterol 0 mg	**0 %**
Sodio 160 mg	**7 %**
Total hidratos de carbono 37 g	**13 %**
Fibra 4 g	**14 %**
Total azúcares 12 g	
Azúcares añadidos incluidos 10 g	**20 %**
Proteínas 3 g	
Vitamina D 2 mg 10 %	
Calcio 260 mg	20 %
Hierro 8 mg	45 %
Potasio 235 mg	6 %

* El valor porcentual diario es la información nutricional que contiene una ración de alimento en la dieta diaria. Por lo general, la dieta aconsejada es de 2000 calorías diarias.

Tamaño de la porción y porciones por envase

La información que aparece en la etiqueta está basada en el tamaño de la ración. Muchos de nosotros consumimos el doble o el triple del tamaño recomendado de la ración. Si comes más de una porción, consumirás más calorías y nutrientes que la cantidad indicada en la etiqueta, y viceversa si comes menos.

Aquí tienes un ejemplo, la etiqueta de una bolsa de patatas fritas:

Tamaño de la ración: 20 chips
Raciones por envase: 6
Calorías: 100

Es común que echemos un vistazo a la etiqueta de una bolsa de patatas, por ejemplo, veamos que indica que contiene 100 calorías y luego nos comamos la bolsa entera. Pero esas 100 calorías se refieren tan sólo a una sexta parte del contenido de la bolsa (pues en ella hay unas seis raciones), de modo que en realidad lo que consumimos son 600 calorías. Ésta es la razón por la cual es fundamental ver el tamaño de la ración y cuántas raciones contiene el envase. Las raciones del envase no suelen aparecer a la vista, así que es común consumir varias de ellas. Prestar atención a este dato evita realmente comer en exceso y consumir más alimento del necesario.

Comparar productos alimentarios similares es sencillo porque es muy probable que tengan el mismo tamaño de ración. Por ejemplo, una ración de aderezo para ensaladas es siempre de 2 cucharadas, independientemente de la marca. Esto hace que comparar etiquetas de diferentes marcas sea bastante fácil (¡sin hacer matemáticas!).

Porcentaje del valor diario

¿Cómo saber si un alimento posee un contenido alto o bajo en un nutriente específico? Miraremos el VD que lleva a su derecha, ahí se muestra si contiene una cantidad grande o pequeña de dicho nutriente.

En un nutriente, un 5 % o menos del VD es un índice bajo, mientras que un 20 % o más de VD es alto. Esto es muy útil cuando en la dieta DASH se restringe el sodio, pues con sólo un vistazo podemos ver si el alimento posee un alto o bajo contenido en sodio.

Lista de ingredientes deseados

Es muy importante ver la lista de ingredientes, éstos deben ser cruciales a la hora de elegir un producto alimentario. En la parte frontal del envase puede aparecer cualquier cosa, pero es en la lista de ingredientes donde veremos exactamente de qué se compone el producto. Comprobaremos si contiene ingredientes saludables y auténticos, o bien si se trata de un alimento altamente procesado, lleno de aditivos y de sustancias químicas artificiales (que generalmente son palabras impronunciables).

Una lista super larga de ingredientes con palabras impronunciables indica que ese alimento está altamente procesado (¡algo de lo que debemos mantenernos alejados!). Los alimentos procesados suelen generalmente encontrarse en cajas, envases o envoltorios de plástico y latas. Por ejemplo, los cereales, las sopas enlatadas, las patatas fritas, las galletas, las comidas para microondas y hasta las bebidas son productos altamente procesados.

Contenido en hidratos de carbono

Cuando buscamos el contenido de hidratos de carbono de un alimento, lo más importante es ver cuántos gramos de fibra aparecen debajo de ellos en la etiqueta de información nutricional. Para calcular el contenido neto de hidratos de carbono, resta simplemente los gramos de fibra de los gramos de hidratos de carbono. La fibra no afecta al azúcar en sangre, por lo que no «cuenta», por así decirlo.

Las nuevas etiquetas de información nutricional también informarán de los azúcares añadidos en la lista de fibra, por lo que sabremos si un producto alimentario contiene azúcar añadida o si el azúcar está presente de forma natural, como sucede en la fruta. Abstente todo lo posible de los azúcares añadidos.

Contenido en sodio

En todas las etiquetas de información nutricional aparecen los miligramos de sodio que contiene el producto. Cuando leas la información sobre el sodio sigue las siguientes recomendaciones:

1. Infórmate de cuál es la cantidad de sodio diaria permitida. Recuerda que 1 g son 1000 mg. Si la receta de tu dieta es de 2 g de sodio, significa que no puedes consumir más de 2000 mg diarios.
2. Mira la etiqueta del paquete. Compruebe el tamaño de la ración. Intenta comer esa cantidad. Compara el nivel de sodio en tu ingesta diaria. Si el nivel de sodio es de aproximadamente 500 mg por ración, ese alimento no es una buena opción, ya que eso es una cuarta parte de tu consumo diario de sodio.
3. Compara etiquetas de productos similares. Elige el contenido de sodio más bajo en el mismo tamaño de ración.

Evita los alimentos procesados

Cíñete a la compra de alimentos completos, frescos e integrales, como frutas, verduras, carnes y quesos. Busca el lugar del supermercado destinado a esos alimentos. Y, sí, tus alimentos frescos caducarán MUCHO más rápido que los procesados, pero si haces una lista de la compra con la cantidad que necesitas para la semana evitarás tener que tirar comida. Por otra parte, en esos estantes no encontrarás productos ultraconservados, con un alto contenido en sodio y azúcar, lo que significa menos tentaciones y mejores opciones y resultados para la salud.

Para juzgar la idoneidad de un producto alimentario, deberás seguir estos tres pasos:

1. **Mira el tamaño de la ración.** ¿Qué tamaño tiene y cuántas raciones contiene el envase? Y también ¿cuántas calorías tiene la ración que vas a comer? No olvides comprobar el contenido en azúcar, grasas trans y sodio.
2. **Atiende al VD que consta en la etiqueta.** ¿Es una buena elección? ¿Obtendrás buenos nutrientes en comparación con otros? Recuer-

da que un índice del 5 % o menos de VD es bajo y que un 20 % o más es alto.

3. **Comprueba la lista de ingredientes.** ¿Cómo es de larga? ¿Tiene palabras desconocidas o impronunciables?

Para planificar comidas que ayuden al buen funcionamiento de los riñones visita la página www.davita.com/diet-helper. En ella puedes crear una cuenta y después planificar comidas, hacer un seguimiento de lo que comes, preparar la lista de la compra, comparar las ofertas de alimentos locales, seguir los menús de los restaurantes con guías especializadas en los riñones, realizar un seguimiento de tu consumo de líquidos y muchas cosas más. Este sitio web es una herramienta muy útil para ayudarte a seguir la dieta.

El nivel de sodio en los alimentos procesados

En los envases de los alimentos encontrarás afirmaciones sobre el sodio que no debes tener en cuenta. El hecho de que diga que el producto es bajo en sodio no significa que ese alimento sea bueno para ti. Si, por ejemplo, un producto alimentario contiene originalmente 1200 mg de sodio y lo reducen en un 25 % , sigue siendo una mala opción.

- Sin sodio: sólo una cantidad muy pequeña de sodio por ración.
- Muy bajo en sodio: 35 mg o menos por ración.
- Bajo en sodio: 140 mg o menos por ración.
- Reducción de sodio: alimentos en los que su nivel se ha reducido en un 25 %.
- Ligero en sodio: alimentos en los que el sodio se ha reducido al menos en un 50 %.

Pista útil: si la sal figura entre los primeros cinco ingredientes, es probable que el producto tenga demasiado sodio. Eso se debe a que la lista de ingredientes va de mayor a menor en cuanto al peso; si por ejemplo el primer ingrediente es el azúcar es que ése es el ingrediente principal y el que tiene un mayor contenido.

Comer fuera de casa

Cuando uno decide comprometerse con una nueva dieta o un plan de nutrición, puede resultar difícil saber qué debe comer y qué debe evitar cuando come fuera de casa. Resulta un tanto abrumador tomar decisiones sin tener ninguna información de antemano, podría significar una recaída, por así decirlo, elegir cosas de las que luego uno se arrepiente.

La buena noticia es que en la dieta DASH hay muchos alimentos de los que poder disfrutar. No es necesario que te quedes en casa, puedes saber tomar decisiones buenas, saludables y deliciosas. En esta sección te damos consejos para comer o cenar fuera, buscar opciones buenas en los menús de los restaurantes, saber qué evitar, qué pedir y cómo conversar con el camarero o con tus acompañantes sobre tus necesidades dietéticas. Nadie debe hacerte sentir mal por tomar decisiones positivas para tu salud. Te vamos a ayudar con todo ello.

En la actualidad salimos a comer fuera de casa mucho más a menudo de lo que hacían nuestros padres. Tenemos a nuestra disposición, restaurantes, cafés y cafeterías. Vivimos, además, en la edad de los sibaritas que cenan para explorar nuevas combinaciones de alimentos (como los burritos de sushi) y hacen constantemente fotos de los platos para colgar en Instagram. Dicho esto, no es de extrañar que la incidencia de la hipertensión haya ido aumentando con los años.

La comida de restaurante tiene un contenido alto en sodio a pesar de las afirmaciones de los servicios de restauración de que no emplean ingredientes artificiales o alimentos genéticamente modificados. Pero, ¿te has dado cuenta de que apenas hay restaurantes que afirmen haber reducido el contenido en sodio de sus platos? Bueno, esto no es algo fácil para los restaurantes, especialmente para las cadenas, prescindir del exceso de sal.

Ello se debe a que muchos de los ingredientes que emplean los compran al por mayor. Son alimentos baratos y altamente procesados, es decir, muchos de ellos se conservan con sal. Hasta que los proveedores no empiecen a reducir el consumo de sodio en sus productos, los restaurantes no lograrán disminuir el contenido en sodio en sus comidas, a menos que elaboren sus platos partiendo de cero.

Según el canal de televisión CNBC, en 2014, el contenido medio de sodio en todos los artículos alimentarios de las cadenas de alimentos más grandes fue de 1256 mg. Eso significa que si tu ingesta de sodio recomendada es de 1500 mg al día, estaría cerca del nivel recomendado el día después de haber ingerido una única comida.[1] En 2016, Forbes publicó el artículo «Las nueve peores comidas de restaurantes norteamericanos en 2016», sacando a la luz unos cuantos restaurantes y los sorprendentes niveles de sodio que contenían sus platos más populares. El filete gigante de ternera con queso y salsa chipotle de Jersey Mike›s Subs contiene 4330 mg de sodio. ¡Puaj! El pollo frito con gofres y huevos benedictinos con salsa holandesa de The Cheesecake Factory contiene 3390 mg de sodio. ¡Bienvenida, sobrecarga renal! Cuando comas fuera de casa, recurre a aplicaciones informáticas gratuitas como la de Restaurant Nutrition para consultar el contenido en sodio y otros valores nutricionales de los platos que pidas.

Las posibilidades de encontrar en un restaurante un menú bajo en sodio aumentan si acudes a un restaurante pequeño y familiar que se enorgullezca de sus platos e ingredientes. Si el restaurante anuncia que todos sus platos son caseros y están elaborados con ingredientes naturales, es muy probable que no contengan un exceso de sodio. Además, seguramente no tendrás que pedir sal extra. Eso nos lleva al consejo número uno para cenar fuera de casa: no vayas a cadenas y restaurantes de comida rápida.

Controlar el sodio que tomas no tiene por qué estropearte el placer y el relax que supone comer fuera de casa. Al contrario, piensa en ello como una manera de adoptar nuevos hábitos en tu estilo de vida que preserven tu salud (y no reviertas toda tu energía en comer sano sólo durante la semana). Si estás familiarizado con los alimentos bajos en sodio, no deberías tener problemas para buscarlos en cualquier menú. Además, no tengas miedo en especificar ciertas cosas al camarero. Pregunta, por ejemplo: «¿Puedo tomar este plato sin sal?». Los camareros, los chefs y los restaurantes últimamente se están espabilando mucho a

---

1. Katie Little, «Can't Shake the Salt? Worst Restaurant Offenders», CNBC. 11 de junio de 2015, www.cnbc.com/2015/06/11/just-how-much-sodium-do-restaurant-meals-have.html

la hora de atender las dietas especiales. Por otra parte, siempre puedes añadir al pescado o a las verduras un poco de zumo de limón o un aliño de aceite de oliva y ajo en lugar de sal. Incluso puedes pedir ajo molido, o alguna especie o hierba que te guste especialmente.

Aquí tienes unos consejos adicionales para comer fuera de casa mientras sigues la dieta DASH:

1. Sáltate el pan. Lo habrás oído un millón de veces, ¡pero hay una razón para ello! El pan es un alimento extra que en nuestro organismo se convierte en azúcar. No estropees tu apetito, no te llenes de pan antes de comer. Lo sé, lo sé, es una costumbre. Es posible que vayas incluso a un restaurante determinado por el pan que sirven; pero si de antemano comes de manera equilibrada evitarás el deseo de tomar pan, pues tus niveles de azúcar en sangre serán más estables. De ese modo no sentirás que necesitas el pan. Y eso me lleva a una regla importante: nunca vayas hambriento a un restaurante. Y, tan pronto como te sientes a la mesa, póntelo más fácil, pide al camarero que no te traiga pan, sino una ensalada pequeña.

2. Come de manera sencilla y equilibrada. No pidas frituras o pasta. Te sentirás mucho mejor si lo haces así. Es posible comer en un restaurante unos platos deliciosos, saludables y equilibrados. Elige una carne u otra fuente de proteína (113-140 g), un almidón como el arroz integral (o arroz blanco si tienes restringido el potasio), ¡y hortalizas ilimitadas sin almidón! Aliña todo con una grasa saludable, como la del aguacate o el aceite de oliva. En muchos de los platos de los restaurantes se sigue esta tendencia: proteínas, almidón y verduras, sin embargo, en esos platos las proteínas y los almidones suelen llegar en grandes porciones mientras que las verduras son poco abundantes ¡Personaliza tu comida! Di al camarero o al chef cómo quieres tus raciones.

En los restaurantes el pescado suele ser muy rico, así que si no lo comes de manera habitual, ¡ésta es una oportunidad perfecta para obtener ácidos grasos omega-3! Aquí tienes algunas opciones saludables y equilibradas para el almuerzo o la cena:

- Filete con batata y brócoli con ajo y aceite de oliva.
- Una ensalada con pollo, aguacate, aceite de oliva y vinagre balsámico.
- Salmón a la plancha con brócoli y arroz.
- Pollo con ajo y romero, puré de patatas y espinacas salteadas.

3. Evita los aceites inflamatorios. Hay restaurantes famosos por usar unos aceites pesados que causan estragos en el organismo (en la pág. 81 se analiza una lista de los aceites a evitar). ¿Por qué los usan? Porque son baratos. Y como bien sabes, muchas veces los restaurantes buscan la ganancia, no la salud del cliente. Cíñete a la costumbre de usar aceite de oliva y vinagre en las ensaladas. Elige alimentos cocinados al vapor, a la parrilla o elaborados con métodos de cocción que no impliquen usar aceites malos.

4. Sé innovador. No te avergüence el hecho de pedir guarniciones alternativas. Omite, por ejemplo, el pan tostado y pide un huevo extra, verduras o un poco de fruta. Si te atrae mucho un sándwich, pídelo con verduras frescas en lugar de pan, o pide un sándwich abierto (sin la rebanada de arriba). Sé creativo y pide que añadan aguacate a la ensalada. Siempre puedes llevar contigo unas rodajas de aguacate o un aliño de calidad. Consejo: los recipientes de champú y de acondicionador del tamaño de viaje son ideales para llevar el aceite de oliva.

5. Pide agua. Pedir agua te evitará tomar cucharadas y cucharadas de azúcar. Si insistes en pedir una bebida, la soda es una opción refrescante sin azúcar y sin edulcorantes artificiales, pide que te la sirvan con naranja, limón o lima para darle un sabor natural. El té y el café sin azúcar también son buenas opciones.

6. Planea, anticípate. Planear no sólo reduce el estrés y el pánico que uno siente al hacer el pedido en un restaurante, sino que es algo muy sensato para quien inicia un estilo de vida saludable. Investiga antes cuál es el menú del restaurante donde vas a ir y decide de antemano para evitar la tentación de elegir pasta o frituras.

7. Aparta comida del plato y llévate las sobras a casa. Comparte con tu pareja o amigo el aperitivo o el postre, especialmente si rara vez sales a comer fuera. ¡Todos los alimentos tienen cabida en una dieta

saludable si se comen con moderación! Si te decides por un aperitivo, sáltate el postre. Elige uno u otro, porque tomar aperitivo, plato principal y postre es una forma de reunir las calorías (y el sodio) de todo un día.

Cuando te llegue la comida, pide al camarero un recipiente y guarda ya la mitad para llevar. Así evitarás la tentación de comer más cuando probablemente ya estés lleno. Hazlo sólo si la ración es grande, pues de lo contrario es posible que no te quedes satisfecho y te sientas más tentado a pedir un postre. Éstas son tan sólo algunas formas de disfrutar comiendo fuera de casa sin tener que sacrificar tu estilo de vida saludable. ¿Ves? Comer fuera es totalmente factible y sencillo.

Consejos para el supermercado

Tus idas al supermercado no deberían ser otra tarea desalentadora en tu larga lista de cosas pendientes. Con nuestros consejos, tus visitas al supermercado serán más rápidas y más asequibles, y te irás a casa con los alimentos DASH adecuados. Puede que incluso empiece a gustarte ir a comprar comida, algo que les sucede a nuestros clientes, pues sienten un nuevo placer por comer de manera sana. Una vez que comiences a entender cómo leer las etiquetas, qué alimentos buscas y por qué es tan importante una alimentación saludable, te tomarás más en serio la compra y te interesará buscar nuevos productos saludables para probar y cocinar.

Consulta esta guía a la hora de hacer la lista de la compra (echa también un vistazo a la pág. 194: «Lista de la compra», la cual puedes copiar y usar). Aceptémoslo: es mucho más fácil comer saludablemente en casa cuando la nevera y la despensa están provistas de los alimentos adecuados. Si evitas comprar cosas no saludables mientras estás en el súper, gracias a tu sensatez y a la lista de la compra, te sentirás más inclinado a cumplir con la dieta DASH. Decir que «no» a una bolsa de patatas fritas o una caja de galletas en la tienda de comestibles es un camino arduo, y es mucho más fácil que decir «no» cuando están en tu despensa. En la tienda o en el súper lucha contra las tentaciones, sigue caminando y concéntrate en tu lista y en lo que necesitas comprar para alimentar de forma adecuada a tu cuerpo y mantenerte alejado de las enfermedades.

A la hora de comprar comida, ten en cuenta que lo mejor es comprar «alimentos limpios», o alimentos enteros, sin procesar, tal y como la naturaleza pretende que sean. No se incluyen alimentos y bebidas con colorantes o saborizantes artificiales, azúcar añadida, conservantes, aditivos e ingredientes cargados de sustancias químicas (generalmente alimentos envasados con una lista enorme de ingredientes). En los supermercados típicos dispones de hasta 42000 alimentos diferentes, así que elegir lo que mejor convenga a la salud puede parecer complicado. Es importante no caer en manos de la publicidad, en las afirmaciones que hace sobre las propiedades saludables, y en alimentos que «parecen» saludables. Es usual que en los envases de alimentos o de bebidas aparezca un «¡sin colorantes artificiales!», sin embargo esos mismos productos incluyen sabores artificiales. ¡No te dejes embaucar! Las empresas alimentarias son muy buenas haciendo creer a la gente que lo que venden son productos saludables. Por lo tanto, lo mejor que puedes hacer para descubrir lo que hay en un producto es leer la lista de ingredientes que contiene.

Las compras por Internet y la entrega a domicilio se están volviendo muy populares, pero para adquirir alimentos frescos, lo mejor es comprar en el barrio, en un mercado o supermercado local y así evitar los alimentos que tengan que hacer un largo recorrido. Sin embargo, alimentos básicos como son las especias, las hierbas secas, los aceites, las legumbres, las pastas, los arroces y demás artículos de despensa es más conveniente, por lo general, comprarlos *on line,* también pueden resultarte más barato y, a la vez, aligeras el peso de tu compra.

Thrive Market es una excelente tienda *on line* de alimentos saludables que ofrece productos de calidad de entre un 25 y un 50% de descuento sobre los precios de los minoristas. Aunque hay que abonar una cuota anual como socios, la mayoría de los miembros recuperan el dinero tras los primeros pedidos. Generalmente los envíos son gratis a partir de los 49 dólares. Y, para cada producto, se concreta la marca y se enumera claramente la lista de ingredientes y la etiqueta de información nutricional. Esto hace que leer las etiquetas de los alimentos sea mucho más fácil. Nadie choca con tu carrito de la compra ni te mira con mala cara. Puedes tomarte todo el tiempo que quieras leyendo en casa todo sobre los ingredientes y la nutrición de los productos. Amazon es otro excelente sitio web para comprar alimentos básicos por Internet.

Como sabes, la mayoría de los alimentos integrales se encuentran en un determinado perímetro de la tienda de comestibles o del súper. Comienza la compra por esa zona, haciéndote con la mayor parte de los alimentos que necesitas. Lleva la lista en la mano y consúltala cada vez que sea necesario. Intenta no sumar elementos a la lista. Muchos de los productos de los pasillos del súper están procesados, contienen sal añadida, grasas malas, azúcar, conservantes e ingredientes artificiales. Cíñete a los alimentos básicos, como aceites, arroces, pastas saludables y otros artículos de esa naturaleza.

Si bien los embutidos son convenientes para el almuerzo o la comida, muchos de ellos son alimentos muy procesados que contienen grandes cantidades de sodio, nitratos y también azúcar. Lo mismo sucede con las salchichas y los hot dogs. Compra embutidos y beicon de la marca Applegate, ya que no contienen antibióticos ni hormonas, tienen ingredientes simples y para su elaboración no se utiliza ninguna sustancia artificial. Ten en cuenta el tamaño de las raciones, pues estos productos contienen bastante sodio en comparación con otros alimentos.

Cuando compres panes, cereales y semillas, busca productos mínimamente procesados, que no contengan colorantes artificiales (como el de caramelo), que no lleven azúcar añadida y que proporcionen un mínimo de 3 g de fibra por ración. Una buena elección es la pasta de garbanzos Banza, ya que tiene un alto contenido en proteínas y fibra. Muchas otras pastas elaboradas con lentejas o frijoles son también ricas en fibra y proteína. Hemos descubierto que a la mayoría de nuestros pacientes les gusta el sabor de las pastas de garbanzos más que las elaboradas con trigo.

Como la mayoría de los alimentos de supermercado, los productos congelados están muy procesados, como los que se utilizan para alentar en el microondas. No compres verduras congeladas con salsas, pues contienen toneladas de sodio y una lista de ingredientes enorme. Sin embargo, las frutas y verduras congeladas son muy aptas para el consumo, ¡sólo tienen un único ingrediente!, suelen estar recolectadas en su propia temporada y contienen más nutrientes. Los productos frescos se ven sometidos, por lo general, a una mayor pérdida de nutrientes debido a que son sensibles a la exposición a la luz y al oxígeno. Guarda frutas y verduras congeladas para tenerlas a mano cuando te quedes sin productos frescos, para añadir a los licuados o batidos y para prepararte una comida rápida en el microondas. Las verduras para el microondas son ideales para añadir a las comidas y hacerlas más nutritivas. Por ejemplo, si se presenta en tu casa un amigo o un familiar con un gran plato de pasta casero, cómete la mitad pero acompañándolo con algo de brócoli hecho en el microondas. Así mantendrás el nivel de sodio en esa comida a la vez que le añades numerosos nutrientes. Y es probable que duermas mejor que si hubieras comido sólo pasta para cenar.

Compra los aderezos y condimentos adecuados para que tus platos tengan un buen sabor, e incluso puedes añadirles un refuerzo antioxidante (gracias a las hierbas y a las especias). Algunos condimentos pueden contener muchas sustancias químicas, de modo que asegúrate de comprarlos con pocos ingredientes, como vinagre, miel, sirope de arce, mostaza y caldo de pollo. Además, si deseas preparar tus propios aliños y salsas, puedes guardarlos en frascos en la nevera. Este proceso no lleva demasiado tiempo, el producto se conserva unas cuantas semanas y es mucho más saludable.

Llenar la despensa

Es una buena idea tener a mano ingredientes para una o dos semanas. Eso te evitará recurrir a los bocadillos o a las comidas rápidas, a menudo poco saludables. Si bien es imposible estar preparado para todo, intenta tener en la despensa, la cocina y el congelador algunos alimentos esenciales. Por ejemplo, si conservas caldo bajo en sodio y verduras congeladas, puedes prepararte una sopa rápida. O, si tiene alubias en lata y quinoa bajos en sodio, puedes hacer una comida en menos de 15 minutos. Echa un vistazo a los apartados de comidas y recetas recomendadas y toma nota de tus favoritas para incluirlas. Aquí te aconsejamos algunas marcas:

Applegate (quesos, tocino de pavo, embutidos)
Banza (pasta de garbanzos)
Bragg›s (vinagre de manzana, aminos líquidos)
Bob›s Red Mill (harina, avena)
Food For Life/masa ezequiel para (envueltos, *muffins* ingleses, pan)
Frontier (hierbas y especias)
Jovial (pasta de arroz integral, harinas)
Sir Kensington's (kétchup, mayonesa)
Vital Farms (mantequilla alimentada con pasto, huevos de aves criadas de forma natural)

Ya hemos comentado que muchos sustitutos de la sal contienen cloruro de potasio, lo cual puede ser una alternativa poco saludable y peligrosa. Prueba algunas de estas especias, hierbas, aceites y ácidos para añadir sabor a tus platos:

Aceites infusionados (aceite de oliva con infusión de albahaca, de trufa y de chile son algunos ejemplos)
Ajo, crudo o asado
Albahaca
Canela, en polvo y en rama
Cardamomo
Cayena en pimienta
Cebollas, crudas o caramelizadas (añaden umami, sabor)
Cebollino
Chile en polvo
  Chiles y pimientos (tan suaves o picantes como quieras)
Cilantro
Cilantro molido

Cítricos: limón, lima, naranja.
Clavos de olor
Comino molido
Curry en polvo
Eneldo
Hierbas provenzales
Jengibre
Menta
Orégano
Perejil
Romero
Vinagre de tomillo, de manzana, de arroz, balsámico, de vino tinto, de vino blanco, de cava o champán)
Zumo de cítricos: limón, lima, naranja

Capítulo 6

Recetas

Ya lo has hecho. Has leído todo acerca de la ciencia que hay en la dieta DASH y la salud renal. Sabes qué comer, qué evitar y cómo y por qué puede ayudarte esta dieta. Pero es posible que te estés preguntando cómo preparar las comidas con tu nuevo plan de nutrición. En esta sección verás que hemos creado algunas recetas que son compatibles con la dieta DASH y la salud renal, y algunas «Muestra de menús» (pág. 191) a modo de ejemplo de cómo combinar platos para todo el día. Te informamos de las recetas que son ricas en un determinado nutriente, como por ejemplo el potasio. De esa manera, tú mismo puedes cambiarlo por un alimento con un contenido bajo en potasio o bien eliminar el ingrediente por completo.

Ya cuentas con todas las herramientas necesarias para seguir con éxito en la dieta DASH. ¡Felicidades! Prepara una comida casera especial con alguna de las siguientes recetas para celebrar tu nuevo estilo de alimentación y tu nuevo compromiso con una vida sana y longeva.

Consejos:
- Todas las recetas son bajas en sodio.
- Los frutos secos son muy ricos en potasio y fósforo.
- Usa arroz blanco y pasta para limitar el consumo de fósforo.
- Si reduces el sodio y el fósforo, toma queso con moderación.
- Para conseguir un mayor o menor contenido proteínico, ajusta la cantidad de carne de la receta.
- Si cocinas tú las legumbres en lugar de usar las envasadas, reducirás en gran medida el contenido de sodio del plato.

DESAYUNOS

Tostadas francesas o torrijas

3 huevos
118 ml de leche de almendras, de cáñamo o de coco sin azúcar
½ cucharadita de extracto de vainilla
½ cucharadita de canela molida
¼ de cucharadita de nuez moscada molida
1 cucharada de sirope y un poquito más para echar por encima (opcional)
2 cucharadas de mantequilla ecológica
8 rebanadas de pan ezequiel con pasas y canela
Fruta fresca, por encima (opcional)
Nueces picadas, por encima (opcional)

1. En un bol poco profundo, mezcla los huevos, la leche, la vainilla, la canela, la nuez moscada y el sirope de arce.
2. Echa un poco de mantequilla en una sartén o en una plancha calentada a fuego medio.
3. Sumerge una rebanada de pan en la masa que has preparado previamente, de forma que quede cubierta, pero que el pan no quede empapado.
4. Echa el pan rebozado en la sartén y deja que se dore, primero por un lado y luego por el otro, 2-3 minutos.
5. Repite con cada rebanada, o haz varias a la vez.
6. Si lo deseas, cúbrelas con un poquito de sirope de arce, fruta fresca o frutos secos, o cómelas tal cual.

Raciones: 4
Tiempo de preparación: 10 minutos
Tiempo de cocción: 20 minutos

Batido de avena y plátano

Si estás limitando tu ingesta de potasio, en lugar de plátano utiliza manzanas o frutos del bosque, frescos o congelados.

½ taza de avena cocida, fría
⅔ de taza de la leche que elijas
½ cucharadita de extracto de vainilla
½ plátano cortado en trozos

1 cucharada de sirope de arce
1 cucharada de mantequilla de frutos secos
1 puñado de hielo

Coloca los ingredientes en la batidora. Tritura bien hasta que quede una textura suave.

Raciones: 1
Tiempo de preparación: 5 minutos
Tiempo de cocción: 0 minutos

Pizza de panecillo tipo *muffin*

1 panecillo ezequiel, tipo *muffin* inglés, cortado por la mitad
55 g de salsa para pizza
2 cucharadas de queso mozzarella rallado
Brócoli, cebollas u otros vegetales salteados para la pizza (opcional)

1. Tuesta el panecillo.
2. Extiende la salsa de pizza de manera uniforme sobre las dos mitades del panecillo.
3. Espolvorea el queso y añade el aderezo que elijas.
4. Coloca las dos mitades del panecillo en una bandeja e introduce ésta en el horno durante unos 5 minutos, aproximadamente.
5. Añade los ingredientes que desees.

Raciones: 1
Tiempo de preparación: 5 minutos
Tiempo de cocción: 5 minutos

Panqueques o crepes de plátano con un mínimo de ingredientes

No es la opción ideal para restringir el potasio.

1 plátano mediano maduro
2 huevos
2,5 cucharaditas de harina de coco
1 pizca de levadura en polvo
1 pizca de canela molida
¼ de cucharadita de aceite de coco, para engrasar la sartén
Semillas de chía, mantequilla de frutos secos, o nueces, por encima

1. En un tazón mediano aplasta el plátano con un tenedor. A continuación, añádele los huevos, la harina de coco, la levadura y la canela, y mezcla todo bien.
2. Calienta una sartén a fuego medio previamente engrasada con aceite de coco.
3. Echa en la sartén unas dos cucharadas de la mezcla para cada panqueque.
4. Deja que se haga hasta que en la superficie del panqueque se formen burbujas y los lados se vuelvan firmes, unos 2 minutos, aproximadamente.
5. Da la vuelta a la masa con cuidado y la ayuda de una espátula. Vuelve a dejar el panqueque sobre el fuego 1 o 2 minutos más.
6. Coloca cada crepe en una fuente y sirve todos con semillas de chía por encima.

Raciones: 2
Tiempo de preparación: 5 minutos
Tiempo de cocción: 10 minutos

Tortilla de verduras

2 cucharadas de mantequilla ecológica
90 g de pimiento rojo picado
75 g de cebolla dulce picada
40 g de champiñones troceados
8 huevos
2 aguacates en rodajas, para servir

1. Echa la mantequilla en una sartén grande. Calienta a fuego medio.
2. Añade la verdura. Cocínala de 4 a 5 minutos, removiendo de vez en cuando hasta que quede tierna. Retira del fuego y sírvela.
3. En un tazón mediano, bate bien los huevos.
4. Para hacer la primera de las cuatro tortillas, echa en la sartén ¼ de la mezcla de huevo y verduras. Deja que cuaje durante unos 2 minutos. Con una espátula, levanta suavemente los bordes de la tortilla e inclina un poco la sartén para que se cuaje todo bien.
5. A continuación, añade a la tortilla a medio hacer ¼ de la verdura.
6. Con la ayuda de una espátula, dobla la tortilla sobre ella misma. Deja que cuaje durante 1 minuto más y retira del fuego.
7. Repite la operación con las tres tortillas restantes.
8. Coloca sobre cada tortilla la mitad de un aguacate en rodajas.

Raciones: 4
Tiempo de preparación: 10 minutos
Tiempo de cocción: 10 minutos

Muffins de limón y arándanos

La miel de proximidad de esta receta es excelente para personas con alergias.

1 cucharada de mantequilla ecológica
285 g de harina de coco
2 cucharaditas de bicarbonato sódico
1 cucharadita de levadura en polvo
1 pizca de sal del Himalaya
1 limón, el zumo y la ralladura
160 ml de leche de coco sin azúcar
1 cucharadita de extracto de vainilla
226 g de miel de proximidad
120 ml de aceite de semilla de uva
100 g de arándanos frescos

1. Engrasa con mantequilla una bandeja para 12 *muffins*.
2. Precalienta el horno a 180 °C.
3. En un tazón grande, mezcla la harina, el bicarbonato, la levadura en polvo y la sal. Reserva.
4. En un tazón mediano, mezcla la ralladura de limón y su zumo, la leche, la vainilla y la miel. Una vez batido todo, ve añadiendo lentamente el aceite.
5. Mezcla los ingredientes secos con los húmedos, que queden integrados, pero sin batir demasiado la mezcla.
6. Añade suavemente la mitad de los arándanos.
7. Echa la masa en los moldes y, a continuación, cubre con el resto de los arándanos.
8. Hornea unos 18-20 minutos, aproximadamente, o hasta que al insertar un palillo en la masa, éste salga limpio.

Raciones: 12
Tiempo de preparación: 15 minutos
Tiempo de cocción: 20 minutos

Avena con frutos del bosque
(preparada la noche anterior)

Si te han restringido el consumo de fósforo, sustituye la avena en copos por crema de trigo.

250 ml de leche de coco sin azúcar o agua
144 g de fresas congeladas
135 g de copos de avena
35 g de fresas frescas
47 g de arándanos frescos

1. En una batidora, mezcla el agua o la leche y las fresas congeladas.
2. Divide la avena en 2 recipientes o 2 frascos que cierren herméticamente.
3. Vierte la mitad de la mezcla de las fresa y la leche en cada recipiente y remueve bien.
4. Tapa los envases y guárdalos toda la noche (o al menos 6 horas) en la nevera.
5. Cuando estés a punto de comer, echa por encima las fresas frescas y los arándanos. Sirve frío.

Raciones: 2
Tiempo de preparación: 5 minutos
Tiempo de cocción: 0 minutos

Avena con frutos secos
(preparada la noche anterior)

No es una buena opción si tienes que restringir el consumo de fósforo.

125 ml de leche de coco sin azúcar o agua
¾ de cucharadas de semillas de chía
2 cucharadas de mantequilla de cacahuete sin sal o de almendras
½ cucharada de sirope de arce
40 g de avena de cocción rápida, y fruta cortada para adornar (opcional)

1. En una jarra o en un tazón pequeño, echa la leche o el agua, las semillas de chía, la mantequilla de frutos secos que hayas elegido y el sirope de arce. Remueve bien con una cuchara. No mezcles demasiado la mantequilla con la leche para que te puedas encontrar unos deliciosos trocitos de mantequilla.
2. Añade la avena y remueve un par de veces más. Presiona todo con una cuchara para que la avena quede bien sumergida en la leche.
3. Cubre todo con una tapa o un film de plástico.
4. Déjalo en la nevera toda la noche (o al menos unas 6 horas).
5. Si lo deseas, antes de servir, adorna el plato con trocitos de fruta picada. Sirve frío.

Raciones: 1
Tiempo de preparación: 5 minutos
Tiempo de cocción: 0 minutos

Muesli casero con arándanos

200 g de copos de avena
100 g de copos de espelta
80 g de arándanos secos
55 g de almendras picadas
65 g de nueces pecanas picadas
40 g de linaza molida
2 cucharadas de miel de proximidad
½ cucharadita de canela molida

1. Precalienta el horno a 180 °C.
2. En un tazón grande, mezcla bien la avena, la espelta, los arándanos, las almendras, las nueces pecanas y la linaza.
3. Vierte por encima la miel y mezcla uniformemente. Espolvorea con canela y vuelve a mezclar bien.
4. En una bandeja de horno, extiende la mezcla de forma uniforme y hornea durante unos 15 minutos, remueve a mitad de la cocción.
5. Retira del fuego y deja enfriar.

Raciones: 14-16
Tiempo de preparación: 5 minutos
Tiempo de cocción: 15 minutos

Parfait de yogur griego

Si tienes restringido el potasio, usa yogur de leche de coco o de almendras.

250 g de yogur griego natural
100 g de muesli casero o comprado ya preparado
75 g de arándanos frescos
½ cucharada de nueces
1 cucharada de semillas de chía

1. En el fondo de un frasco, un tazón o una taza, echa 75 g de yogur.
2. Cubre después con 25 g de muesli, 12 g de arándanos, $^1/_8$ cucharada de nueces y ¼ cucharada de semillas de chía.
3. Repite la operación hasta acabar los ingredientes.

Raciones: 1
Tiempo de preparación: 5 minutos
Tiempo de cocción: 0 minutos

COMIDAS/CENAS

Sopa de ternera y cebada

900 g de carne de ternera cortada en dados de 2,5 cm
½ cucharadita de pimienta negra
4 cucharadas de aceite de semilla de uva
150 g de cebolla picada
150 g de zanahorias en rodajas
75 g de champiñones en rodajas
½ cucharadita de ajo picado
¼ de cucharadita de tomillo seco
428 ml de caldo de pollo o de huesos bajo en sodio
700 ml de agua
450 g de verduras variadas, frescas o congeladas
2 patatas remojadas cortadas a dados
100 g de cebada

1. Sazona la carne con pimienta.
2. Echa aceite en una olla y caliéntalo a fuego medio.
3. Añade a la olla la cebolla, las zanahorias y los champiñones. Saltea durante 5 minutos removiendo a menudo.
4. Añade el ajo y el tomillo. Saltea durante 3 minutos.
5. Añade ahora el caldo de pollo y el agua, y a continuación las verduras, las patatas y la cebada. Remueve bien y deja hervir. Tapa la olla y reduce el fuego.
6. Cocina a fuego lento durante 1 hora o 1,5.

Raciones: 10
Tiempo de preparación: 15 minutos
Tiempo de cocción: entre 1 y 2 horas

Ensalada de arroz y verduras con vinagreta de limón

En caso de tener que restringir el potasio, no le añadas tomates.

200 g de arroz blanco o integral crudo
225 g de espárragos frescos, cortados y troceados
1 calabacín mediano, cortado en rodajas
1 ración de vinagreta de limón (receta en la pág. 170)
1 champiñón Portobello, sin tallo, a rodajas
1 pimiento mediano, amarillo, naranja o rojo, sin semillas y cortado a rodajas
¼ de cebolla roja mediana, cortada a tiras
100 g de tomates cherry cortados por la mitad
1 cucharada de perejil fresco picado
1 cucharada de albahaca fresca picada
¼ de cucharadita de pimienta
1 cucharada de zumo de limón

1. Cuece el arroz siguiendo las instrucciones del paquete y resérvalo.
2. Echa los espárragos y los calabacines troceados en un tazón grande. Añádeles un poco de la vinagreta de limón y remueve bien hasta que queden bien impregnados en ella.
3. Guarda el aliño sobrante en una taza pequeña o tazón. Échalo sobre el champiñón, el pimiento y la cebolla, y luego saltéalos en una sartén grande y a fuego medio durante 5-7 minutos, o hasta que estén blandos, removiendo de vez en cuando.
4. Añade los espárragos y el calabacín y guisa todo 3-4 minutos o hasta que alcancen la cocción deseada. Retira la verdura del fuego y pásala a un recipiente grande para dejarla enfriar.
5. Mezcla en una fuente el arroz cocido, las verduras guisadas, los tomates, el perejil, la albahaca y la pimienta.
6. Añade el zumo de limón y remueve todo bien. Sirve a temperatura ambiente. En la nevera se conserva hasta 3 días.

Raciones: 8
Tiempo de preparación: 20 minutos
Tiempo de cocción: 15 minutos

Carne picada de pavo con aliño de lima

Para reducir el consumo de fósforo, cambia las tortillas de maíz por tortillas de harina blanca.

450 g de carne picada de pavo
4 cucharadas soperas del aliño Mrs. Dash Fiesta Lime
180 ml de agua
12 tortillas de maíz
Rodajas de rábanos, cebolla finamente picada y cilantro (opcional)

1. Dora la carne picada en una sartén grande a fuego medio, durante aproximadamente 15 minutos. Escurre el exceso de grasa.
2. Añade el aliño Mrs. Dash y el agua.
3. Lleva a ebullición. Reduce el fuego y cocina a fuego lento durante 5 minutos removiendo de vez en cuando.
4. Coloca la carne sobre las tortillas de maíz templadas. Sirve con los ingredientes opcionales que más te apetezcan.

Raciones: 12
Tiempo de preparación: 5 minutos
Tiempo de cocción: 20 minutos

Pollo y alubias blancas con chile en olla de cocción lenta

450 g de pechuga de pollo, deshuesado y sin piel, cortada en dados tamaño bocado
1 cucharadita de pimienta negra
1 l de caldo de pollo o caldo de huesos bajo en sodio
1 taza de judías blancas de lata
6 cebollas perlas
¾ de taza de cebolla picada
¾ de taza de zanahorias en cubitos
¾ de taza de apio picado
4 dientes de ajo, picados
2 cucharaditas de ajo en polvo
2 cucharaditas de comino molido
2 cucharaditas de chili en polvo
1 cucharadita de orégano seco
¼ de cucharadita de cayena en polvo
200 g de judías blancas de lata
6 perlas de ajo
115 g de cebolla cortada a dados
40 g de zanahorias cortadas a dados
170 g de apio cortado a dados

1. Sazona el pollo con la pimienta negra y colócalo en una olla de cocción lenta.
2. Enjuaga las judías y escúrrelas para reducir el contenido de sodio.
3. Añade a la olla el caldo de pollo, las judías, las perlas de ajo, la cebolla, las zanahorias, el apio y el ajo.
4. Sazona con el ajo en polvo, el comino, el chile, el orégano y la cayena.
5. Tapa la olla y déjala al fuego durante 8 horas a baja temperatura.

Raciones: 8
Tiempo de preparación: 10 minutos
Tiempo de cocción: 8 horas

Pescado especiado al horno

Sirve, opcionalmente, con 125 g de arroz integral o de coliflor. Compra el arroz de coliflor congelado y saltéalo durante unos 15 minutos en una sartén con 1-2 cucharadas de aceite de uva. Para hacer el arroz integral, sigue las instrucciones del envase. Para disminuir la ingesta de fósforo, sustituye el bacalao por la lampuga.

2 cucharadas de aceite de coco
450 g de bacalao
1 cucharadita de condimento picante, sin sal

1. Precalienta el horno a 180 °C.
2. Derrite 1 cucharada de aceite de coco y añádela a la cazuela.
3. Lava y seca el pescado. Pásalo a la cazuela y vierte por encima una cucharada de aceite mezclada con el condimento picante.
4. Hornea 15 minutos sin tapar o hasta que el pescado se abra en lonchitas con la ayuda de un tenedor.
5. Corta en 4 porciones y sirve.

Raciones: 4
Tiempo de preparación: 5 minutos
Tiempo de cocción: 15 minutos

Ensalada de pera y arándanos con aliño de miel y jengibre

70 g de berros
300 g de lechuga tierna en cogollos
1 pera mediana troceada
40 g de arándanos secos
2 cucharadas de nueces pecanas bien picadas
2 cucharadas de vinagre de manzana
1 cucharada de miel (de proximidad)
60 ml de aceite de oliva virgen extra
2 cucharaditas de jengibre en pasta o bien picado
1 cucharadita de mostaza de Dijon

1. En un bol o una fuente grande, echa los berros, la lechuga, la pera, los arándanos y las nueces.
2. En un frasco o recipiente con tapa, mezcla bien el vinagre, la miel, el aceite de oliva, el jengibre y la mostaza.
3. Tapa el frasco y agita hasta que el aliño quede bien mezclado.
4. Vierta el aliño sobre la ensalada y remueve bien.

Raciones: 6
Tiempo de preparación: 10 minutos
Tiempo de cocción: 0 minutos

Ensalada de espinacas

Si deseas restringir el consumo de potasio, utiliza sólo rúcula. Las lechugas de hojas verdes o rojas tienen también un menor contenido en potasio.

670 g de espinacas baby
60 g de rúcula
½ taza de nueces picadas
600 g de fresas frescas cortadas en láminas
55 g de queso de cabra desmenuzado
½ aguacate, cortado en cubitos
2 cucharadas de aceite de oliva
El zumo de ½ limón

1. En un bol grande, mezcla las espinacas y la rúcula.
2. Tuesta las pecanas en una sartén pequeña a fuego medio-bajo durante 2 o 3 minutos, o hasta que se doren. Ten cuidado de que no se quemen. Retira del fuego y reserva.
3. Mezcla bien las verduras con las fresas, las pecanas tostadas, el queso y el aguacate. Rocía todo con aceite de oliva y zumo de limón, o con un aliño de mostaza de Dijon y vinagre balsámico (pág. 169). Vuelve a remover todo bien.

Raciones: 4
Tiempo de preparación: 10 minutos
Tiempo de cocción: 3 minutos

Ensalada de patatas al pesto

Ésta no es una buena opción para quienes necesitan restringir el potasio.

Para la ensalada de patatas:

6-8 patatas de piel roja pequeñas
2 cucharaditas de zumo de limón
300 g de judías verdes frescas, despuntadas y cortadas por la mitad
30 g de nueces crudas y picadas

Para el pesto:

½ aguacate, en rodajas
1 diente de ajo, picado
20 g de albahaca fresca
60 g de rúcula de hojas pequeñas
2 cucharadas de nueces crudas
El zumo de ½ limón
1 cucharada de aceite de oliva
Pimienta negra, al gusto

1. Pon a hervir una olla con agua a fuego alto. Echa las patatas y el zumo de limón, baja el fuego y cuece 10-15 minutos, o hasta que estén tiernas.
2. Retira las patatas con la ayuda de una espátula y pásalas a otro recipiente para que se enfríen.
3. Añade a la olla las judías y deja que hiervan unos 5 minutos.
4. Ponlas en un recipiente aparte.
5. Enjuaga las patatas y las judías verdes con agua fría y escúrrelas.
6. Corta las patatas tamaño bocado. Resérvalas.
7. Para el pesto, echa en una batidora el aguacate, el ajo, la albahaca, la rúcula, las dos cucharadas de nueces, el zumo de limón y el aceite de oliva, y bate todo bien hasta que quede una salsa suave. Reserva.
8. Completa la ensalada mezclando las patatas y las judías verdes con los 30 g de nueces picadas.

Raciones: 4-6
Tiempo de preparación: 10 minutos
Tiempo de cocción: 20 minutos

Cuscús con verduras

1 cucharada de aceite de semilla de uva
2 champiñones Portobello o 225 g de otras setas, sin tallo y picadas
1 calabacín mediano, picado
1 pimiento rojo mediano, sin semillas y picado
60 ml de vino blanco
2 cucharadas de zumo de limón
3 cucharadas de mostaza Dijon
2 cucharadas de aceite de oliva
2 dientes de ajo, picados
¼ de cucharadita de pimienta negra
250 ml de agua
170 g de cuscús crudo
2 cucharadas de albahaca fresca picada

1. Precalienta el horno a 180 °C. En una fuente de horno echa el aceite de uva. Reserva.
2. Pon todas las verduras en una fuente o en un bol grande.
3. En un bol pequeño, mezcla el vino, el zumo de limón, la mostaza, el aceite de oliva, el ajo y la pimienta.
4. Rocía las verduras con el aliño y mezcla bien para que queden cubiertas uniformemente. Viértelas en la fuente del horno.
5. Hornea las verduras 20-25 minutos o hasta que estén tiernas. Retíralas del horno y deja enfriar.
6. En una olla pequeña, hierve el agua, añade el cuscús y retira la olla inmediatamente del fuego. Tápalo y deja que repose 5-10 minutos o hasta que absorba todo el agua. Remuévelo suavemente con un tenedor.
7. Pasa el cuscús y las verduras a una fuente o bol grande y mezcla todo bien. Espolvorea con la albahaca fresca y sirve.

Raciones: 4
Tiempo de preparación: 20 minutos
Tiempo de cocción: 25 minutos

Pollo con limón y romero

300 g de tomates cherry
El zumo de 1 limón
1,5 cucharaditas de pimienta negra, a repartir
1 cucharada y 1 cucharadita de aceite
  de semilla de uva

1,5 cucharaditas de romero seco,
  a repartir
120 ml de vino blanco
2 dientes de ajo, picados
4 pechugas de pollo,
  deshuesadas y sin piel

1. Precalienta el horno a 200 °C.
2. En un tazón mediano, mezcla los tomates con la mitad del pimiento y una cucharadita de aceite de semilla de uva.
3. Echa los tomates en una sartén de hierro fundido (si no tienes una. hazlo en una fuente de horno) y ásalos durante 15 minutos.
4. Mientras se asan los tomates, seca el pollo con papel de cocina, sazónalo con ½ cucharadita de romero y la mitad de la pimienta.
5. Retira los tomates del horno y resérvalos. Coloca la sartén sobre el fuego de los quemadores, a una temperatura media-alta. Si no tienes una sartén de hierro fundido, hazlo con una grande.
6. Pon en la sartén el resto del aceite de semilla de uva. Una vez caliente, coloca el pollo en ella, deja que se ase, dale la vuelta a los 2 minutos y ásalo 1 minuto más. Retira el pollo del fuego y resérvalo.
7. Con la sartén todavía a fuego medio-alto, vierte en ella el vino blanco. Saltará un poco, deja que se asiente. Remueve y añade el ajo, el romero y la pimienta restantes. Incorpora el zumo de limón. Remueve de nuevo y déjalo al fuego durante 2 o 3 minutos.
8. Si estás utilizando una sartén de hierro fundido, vuelve a echar el pollo directamente en la sartén. Si estás usando una sartén normal y una fuente de hornear, añade el pollo a la fuente y luego vierte sobre la salsa y los tomates. Coloca la sartén o la fuente en el horno.
9. Hornea durante unos 30 minutos o hasta que el pollo esté hecho.
10. Retira la fuente del horno. Sirve el pollo con los tomates por encima.

Raciones: 4
Tiempo de preparación: 15 minutos
Tiempo de cocción: 60 minutos

Escalopa de pollo a la plancha

4 pechugas de pollo deshuesadas y sin piel
2 cucharadas de aceite de oliva
½ cucharadita de pimienta negra
¼ de cucharadita de ajo en polvo
½ cucharada de albahaca seca
1 limón, cortado en 4 gajos para servir
½ cucharadita de perejil seco

1. Precalienta la parrilla a fuego medio-alto.
2. Coloca las pechugas de pollo entre 2 hojas de papel encerado o entre dos láminas de film plástico. Con una maza para carne o un utensilio similar, golpea el pollo uniformemente hasta que adquiera un grosor aproximado de 0,6 cm.
3. Con un pincel, pinta ambos lados de la pechuga con aceite de oliva.
4. En un bol pequeño, echa la pimienta, el ajo en polvo y la albahaca, y espolvorea uniformemente con la mezcla ambos lados de las pechugas.
5. Asa el pollo durante unos 8 minutos, dándole una vez la vuelta, hasta que esté dorado y cocido.
6. Sirve con perejil por encima y unos gajos de limón.

Raciones: 4
Tiempo de preparación: 10 minutos
Tiempo de cocción: 15 minutos

Pollo condimentado

2 cucharaditas de paprika
1 cucharadita de comino molido
1 cucharadita de tomillo seco
1 cucharadita de ajo en polvo
¼ de taza de vinagre balsámico
1 cucharada de miel de proximidad
4 pechugas de pollo deshuesadas y sin piel
Sal y pimienta al gusto

1. Precalienta el horno a 220 °C.
2. En un bol pequeño, mezcla la paprika, el comino, el tomillo y el ajo, y en otro, el vinagre y la miel.
3. Sazona el pollo por ambos lados con sal y pimienta. Colócalo en una fuente de horno y vierte sobre él la mezcla de miel hasta cubrirlo. Después, cubre el pollo con la mezcla de condimentos.
4. Hornea 25-30 minutos, o hasta que esté bien hecho.

Raciones: 4
Tiempo de preparación: 10 minutos
Tiempo de cocción: 30 minutos

Pizza de colores

250 g de queso ricotta con toda la grasa
¼ de cucharadita de albahaca seca
¼ de cucharadita de chile rojo triturado
½ cebolla mediana dulce, troceada
½ pimiento rojo o amarillo, mediano, sin semillas y cortado a tiras
450 g de masa de pizza, dejada a temperatura ambiente durante 1 hora
7 g de albahaca fresca, para espolvorear la pizza

50 g de queso mozzarella con toda la grasa
1 cucharada de aceite de semilla de uva
70 g de harina de todo uso
1 champiñón Portobello, sin tallo
2 cucharaditas de aceite de oliva
280 g de tomates cherry en rodajas
112 g de espinacas frescas

1. Coloca la parrilla del horno a media altura y precaliéntalo a 280 °C.
2. En un bol pequeño, echa la ricotta, la mozzarella, la albahaca seca y el chile rojo. Reserva.
3. Calienta el aceite de semilla de uva en una sartén mediana a fuego medio-alto. Añade la cebolla, el pimiento y el champiñón. Guisa durante 5-7 minutos, removiendo de vez en cuando hasta que las verduras comiencen a estar tiernas. Retira del fuego y reserva.
4. Enharina ligeramente la mesa de la cocina, el rodillo y tus manos. Estira la masa de pizza para adaptarla a la bandeja del horno.
5. Transfiere con cuidado la masa a la bandeja del horno. Después, con cuidado, presiona suavemente la masa sobre las esquinas de la bandeja. Cúbrela ligeramente con un poco de aceite de oliva.
6. Extiende la mezcla de queso sobre la masa, dejando aproximadamente un borde de 1,2 cm. Coloca las verduras sobre la masa dejando las espinacas para el final.
7. Hornea hasta que los bordes de la masa estén dorados, unos 16-20 minutos. Retira del fuego y espolvorea con la albahaca fresca.
8. Deja enfriar 1-2 minutos antes de cortarla en porciones y servir.

Raciones: 4
Tiempo de preparación: 20 minutos
Tiempo de cocción: 30 minutos

Pasta Primavera

Para hacer esta receta lo mejor es usar pasta de garbanzos Banza, de arroz integral o de alubias negras, pero para un contenido menor en fósforo usa pasta blanca. Para reducir el potasio, no incluyas los tomates.

350 g de brócoli picado

75 g de champiñones Portobello troceados

1 pimiento rojo o amarillo, descorazonado y troceado

200 g de pasta

3 dientes de ajo, bien picados

Un puñado de hojas de albahaca fresca

150 g de tomates cherry cortados por la mitad

5 cucharadas de aceite de oliva a repartir

1 cucharadita de albahaca seca

sal y pimienta al gusto

Aceite en espray

60 ml de vinagre balsámico

45 g de levadura nutricional, o bien queso mozzarella fresco o parmesano vegano

1. Precalienta el horno a 232 °C. En un bol grande, mezcla el brócoli, los tomates, los champiñones y el pimiento con 3 cucharadas de aceite de oliva y sazona con albahaca seca, sal y pimienta. Hornea 15-20 minutos.
2. Cocina la pasta siguiendo las instrucciones del envase, o hasta que quede al dente, unos 8 minutos, aproximadamente. Escúrrela y reserva 235 ml del agua de la pasta.
3. Cubre el fondo de una cacerola grande con aceite en espray. Echa el ajo y deja que se dore a fuego medio-alto. Añade la pasta escurrida y un poco del agua de cocer la pasta. Remueve suavemente e incorpora las verduras asadas.
4. Cocina a fuego lento durante 3 minutos, removiendo de vez en cuando, y si es necesario añade un poco del agua de la pasta.
5. Sube el fuego a temperatura media-alta, y deja que se haga todo 1 minuto más, añade después el vinagre balsámico. Remueve por última vez y retira del fuego.
6. Sirve añadiendo por encima la albahaca fresca y el queso parmesano vegano, la levadura nutricional o el queso mozzarella.

Raciones: 4
Tiempo de preparación: 15 minutos
Tiempo de cocción: 30 minutos

Pollo con espárragos

4 pechugas de pollo deshuesadas y sin piel
1 cucharadita de orégano seco
1 cucharadita de pimienta negra
1 cucharada de aceite de semilla de uva
1 limón cortado en rodajas
2 dientes de ajo picados
1 manojo de espárragos cortados en trozos pequeños
1 cucharadita de perejil seco.

1. Precalienta el horno a 200 °C.
2. Seca bien el pollo con papel de cocina y sazona con la mitad del orégano y de la pimienta.
3. Cubre el fondo de una sartén de hierro fundido, o, si no tienes, con una normal, con aceite de semilla de uva, y calienta a fuego medio.
4. Cuando el aceite esté caliente, coloca el pollo y deja que se dore durante unos 2 minutos, dale la vuelta y deja que se haga 1 minuto más.
5. Retira el pollo del fuego y añádele las rodajas de limón, el ajo y los espárragos, y sazónalo a continuación con el orégano y la pimienta restantes. Si no estás utilizando una sartén de hierro fundido, dispón los ingredientes en una fuente de horno.
6. Asa el pollo en el horno durante 30 minutos, o bien hasta que quede bien hecho.
7. Retira el pollo del horno, espolvoréalo con perejil y sirve.

Raciones: 4
Tiempo de preparación: 5 minutos
Tiempo de cocción: 45 minutos

Pollo con crujiente de nueces

Ésta no es una buena opción para quienes deben limitar el consumo de fósforo.

4 pechugas de pollo deshuesadas y sin piel
80 ml de aceite de oliva
62 g, y 3 cucharadas aparte, de mostaza de Dijon en grano
60 ml de vino blanco
4 dientes de ajo picados
1 cucharadita de tomillo seco
2 tazas de nueces crudas, picadas
128 g de harina integral o harina de coco
Sal y pimienta al gusto
2 cucharadas de aceite de semilla de uva
80 ml taza de miel de proximidad
2 cucharadas de perejil seco

1. En un recipiente o bien una bolsa con cierre hermético, mezcla el pollo, el aceite de oliva, 62 g de mostaza, el vino blanco, el ajo y el tomillo. Deja reposar en el frigorífico 4 horas o bien toda la noche.
2. Cuando desees cocinarlo, precalienta el horno a 218 °C.
3. Echa las nueces, la harina, la sal y la pimienta en un recipiente para horno poco profundo y empana bien el pollo con esa mezcla hasta que quede cubierto de manera uniforme. Reserva.
4. En una sartén grande apta para el horno, calienta a fuego medio-alto 2 cucharadas de aceite de semilla de uva. Añade el pollo y cocina a fuego medio durante 2 minutos por cada lado.
5. Pon la sartén en el horno y deja que se haga el pollo unos 15-20 minutos, o bien hasta que quede bien hecho.
6. Retíralo del horno y deja enfriar.
7. En un bol pequeño, mezcla la miel con las 3 cucharadas de mostaza restante. Rocía bien el pollo con esa salsa, espolvorea con un poco de perejil y sirve.

Raciones: 4
Tiempo de preparación: 4,5 horas
Tiempo de cocción: 25 minutos

Pollo Dijon

3 dientes de ajo picados
120 g de mostaza de Dijon de grano completo
½ cucharadita de pimentón
2 cucharadas de estragón fresco picado
4 pechugas de pollo deshuesadas y sin piel
El zumo de ½ limón

1. Precalienta el horno a 218 °C.
2. En un bol pequeño, mezcla el ajo, la mostaza, el pimentón y el estragón. Reserva.
3. Cubre el pollo con la salsa que has preparado en el bol. Hornéalo 25-30 minutos o hasta que esté bien hecho. Antes de servirlo, rocíalo con el zumo de limón.

Raciones: 4
Tiempo de preparación: 10 minutos
Tiempo de cocción: 30 minutos

Verduras con curry

Si tienes que restringir el potasio en tu dieta, no incluyas las espinacas.

175 g de arroz blanco crudo
Agua, la que sea necesaria
1 cucharada de aceite de semilla de uva
1 cebolla amarilla pequeña, cortada en cubitos
1 cucharada de jengibre fresco picado
4 dientes de ajo picados
10 espárragos verdes, sin la parte dura del tallo, en trozos de unos 5 cm
3 zanahorias, peladas y picadas
2 cucharadas de pasta de curry verde tailandés
1 lata de leche de coco (400 ml, aproximadamente)
1 cucharadita de miel
450 g de espinacas
cilantro fresco
pimiento rojo al gusto

1. Cocina el arroz según las instrucciones del envase, pero con al menos una taza de agua más de lo necesario. Una vez cocido, retira del fuego, escurre parte del agua y deja aproximadamente 250 ml. Vuelve a poner el arroz en la olla, tápalo y déjalo reposar.
2. En una sartén grande y profunda, calienta a fuego medio el aceite de semilla de uva. Saltea en ella la cebolla, el jengibre y el ajo durante 2-3 minutos. Añade los espárragos y las zanahorias y deja que se hagan unos 3 minutos, removiendo todo con frecuencia. Echa por encima la pasta de curry y deja que se haga unos 2 minutos más removiendo de vez en cuando.
3. Echa la leche de coco en la sartén, junto con la miel y 125 ml del agua del arroz. Lleva la sartén al fuego (lento) y déjala unos 10 minutos más, hasta que las zanahorias estén tiernas.
4. Añade ya las espinacas y deja al fuego unos 30 segundos más. Retira las verduras con curry del fuego y sazona ligeramente con cilantro y chile rojo triturado. Échalo sobre el arroz y sírvelo.

Raciones: 4
Tiempo de preparación: 5 minutos
Tiempo de cocción: 30 minutos

Salmón a la plancha

4 filetes de salmón
1 cucharadita de comino molido
1 cucharadita de paprika
1 cucharadita de cebolla en polvo
1 cucharadita de chile en polvo, o la cantidad que se desee
1 cucharadita de ajo en polvo
Sal y pimienta al gusto

1. Sazona ligeramente el salmón con sal y pimienta.
2. En un bol pequeño, echa el comino, la paprika, la cebolla, el chile y el ajo en polvo.
3. Si usas una parrilla eléctrica, precaliéntala a una temperatura media-alta, y si usas el horno, precaliéntalo a 190 °C.
4. Frota el salmón con la mezcla de especias y ásalo, u hornéalo, durante unos 10 minutos, o hasta que esté hecho al punto que guste.

Raciones: 4
Tiempo de preparación: 10 minutos
Tiempo de cocción: 10 minutos

Trucha arcoíris

2 cucharadas de aceite de coco

4 filetes de trucha arcoíris

2 tomates grandes, sin piel ni semillas y troceados

4 dientes de ajo cortados en láminas finas

1 cucharadita de aceite de semilla de uva

1 cucharada de tomillo seco

1 cucharadita de romero seco

1 limón, cortado en cuartos y un puñado de perejil fresco y picado para espolvorear por encima.

1. Precalienta el horno a 230 °C.
2. Engrasa una bandeja de horno con aceite de coco y luego dispón la trucha encima con la piel hacia abajo.
3. En un bol mediano, mezcla los tomates, el ajo y 1 cucharadita de aceite de semilla de uva. Vierte la mezcla sobre cada filete de trucha. Sazona con tomillo y romero.
4. Hornea durante 10-15 minutos y sirve luego con gajos de limón y perejil.

Raciones: 4
Tiempo de preparación: 15 minutos
Tiempo de cocción: 15 minutos

Ensalada de pollo

400 g de pollo asado, sin piel, cortado en dados
55 g de apio picado
40 g de cebolla picada
1 cucharada de zumo de limón
½ cucharadita de condimentos preparados Mrs. Dash o bien sal del Himalaya
3 cucharadas de aguacate
Mayonesa

Echa en un bol grande todos los ingredientes y remueve bien.

Raciones: 5
Tiempo de preparación: 10 minutos
Tiempo de cocción: 0 minutos

Ensalada de huevos

2 cucharadas de aguacate
Mayonesa
1 cucharadita de mostaza seca
½ cucharadita de pimienta negra
3 huevos cocidos y picados
1 cucharada de pepinillos encurtidos
Paprika

1. Mezcla bien la mayonesa, la mostaza, la pimienta, los huevos y los pepinillos.
2. Espolvorea con paprika.

Raciones: 8
Tiempo de preparación: 10 minutos
Tiempo de cocción: 0 minutos

Pollo a las finas hierbas con boniato

Si tienes que restringir el potasio, sustituye los boniatos por calabacines.

60 ml de aceite de semilla de uva
4 pechugas de pollo deshuesadas y sin piel
2 boniatos troceados
1 cucharada de tomillo seco
1,5 cucharaditas de estragón seco
1,5 cucharaditas de romero seco
El zumo de 2 limones, y 1 cortado para acompañar el plato
6 dientes de ajo picados

1. Precalienta el horno a 200 °C.
2. En el fondo de una sartén grande de hierro fundido, echa el aceite de semilla de uva y calienta a fuego medio-alto.
3. Añade el pollo y luego los boniatos. A continuación, el tomillo, el estragón y el romero. Remueve bien.
4. Deja que se haga durante 5 minutos, removiendo los boniatos de vez en cuando, y luego da la vuelta al pollo.
5. Vierte el ajo y el zumo de limón sobre el pollo y los boniatos. Deja al fuego unos 5 minutos más, removiendo de vez en cuando.
6. Corta en rodajas el limón restante y colócalo sobre el pollo.
7. Hornea unos 30 minutos, o bien hasta que el pollo esté bien hecho.

Raciones: 10
Tiempo de preparación: 30 minutos
Tiempo de cocción: 40 minutos

Superpastel de pavo

1 cebolla mediana, pelada y picada

6 dientes de ajo

75 g de champiñones shiitake

2 cucharaditas de sal marina
  del Himalaya a repartir

2 cucharaditas de mostaza Dijon

1 huevo

900 g de carne picada de pavo

3 zanahorias, peladas y picadas

10 g de tomillo fresco

2 cucharadas de aceite de oliva virgen extra

45 g de avena de cocción rápida

120 mg de leche de cáñamo sin azúcar

115 g y dos cucharadas más de kétchup
  bajo en sodio

1. Precalienta el horno a 190 °C.
2. Cubre con papel de horno una bandeja grande.
3. En una batidora echa la cebolla, las zanahorias, el ajo y el tomillo, y tritura todo. Pásalo a un bol.
4. Tritura ahora en la batidora las setas shiitake y reserva.
5. Calienta el aceite a fuego medio en una sartén grande. Añade la cebolla y la zanahoria picada y cocina durante unos 6 minutos o hasta que la cebolla esté casi a punto. Echa en la sartén los champiñones shiitake, sazona con 1 cucharadita de sal y deja que se hagan durante 5-6 minutos, o hasta que las dos cebollas queden muy hechas. Deja enfriar.
6. En un bol grande, mezcla la avena, la leche de cáñamo, la mostaza Dijon, 2 cucharadas de kétchup, el huevo y la cucharadita de sal restante. Usa las manos para mezclar bien todos los ingredientes. Incorpora las verduras salteadas y la carne picada de pavo. Remueve todo bien.
7. Dispón el pastel de carne de pavo sobre el papel de hornear y dale una forma rectangular pero redondeada. Extiende sobre la superficie los 115 g de kétchup.
8. Hornea 50-55 minutos.
9. Retira el pastel de carne de pavo del horno y antes de servirlo deja que repose unos 15 minutos.

Raciones: 6

Tiempo de preparación: 20 minutos

Tiempo de cocción: 65 minutos

Tacos de pescado

Para reducir el fósforo en esta receta, cambia las tortillas de maíz por tortillas de trigo.

450 g de filetes de bacalao
2 limas, 1 en zumo y la otra cortada a trozos
1 diente de ajo picado
½ cucharadita de comino en polvo
½ cucharadita de chile en polvo
¼ de cucharadita de pimienta negra
1 cucharada de aceite de oliva
115 g de mayonesa de aguacate
57 g de crema agria
2 cucharadas de la leche que se elija
70 g de repollo rallado
75 g de cebolla roja picada
½ manojo de cilantro fresco picado
12 tortillas de maíz (15 cm)

1. Coloca los filetes en un plato. Exprime sobre el pescado el zumo de ½ limón y espolvoréalo con ajo picado, comino, chile en polvo, pimienta negra y aceite de oliva. Da la vuelta a los filetes para que queden bien cubiertos con la marinada y refrigera 15-30 minutos.
2. Prepara una salsa blanca combinando la mayonesa de aguacate con la crema agria, la leche elegida y el zumo de ½ limón. Remueve muy bien y deja que se enfríe en el frigorífico.
3. Mantén el pescado a fuego vivo hasta que su carne se vuelva blanca y se escame fácilmente, unos 10 minutos, aproximadamente.
4. Retira el pescado, enfríalo un poco y córtalo en piezas grandes.
5. Calienta las tortillas de maíz en una sartén, a fuego medio-bajo, hasta que queden blanditas y templadas. Envuélvelas con un paño de cocina para mantenerlas calientes.
6. Dispón un trozo de pescado en cada tortilla, cubre con la salsa blanca, el repollo, la cebolla, el cilantro y los gajos de lima.

Raciones: 6
Tiempo de preparación: 40 minutos
Tiempo de cocción: 10 minutos

Salmón con eneldo y limón

1 cucharadita de aceite de coco
2 dientes de ajo picados
4 filetes de salmón (225 g)
½ cucharadita de eneldo seco
2 limones, 1 de ellos cortado en 8 rodajas y el otro en gajos

1. Precalienta el horno a 200 °C.
2. En una sartén pequeña, calienta el aceite de coco a fuego medio.
3. Añade el ajo picado y déjalo hasta desprenda olor, entre 30 segundos y 1 minuto. Ten cuidado de que no se queme, pues se hace rápidamente.
4. En una fuente para hornear antiadherente, o bien rociada con espray antiadherente, dispón el salmón con la piel hacia abajo.
5. Espolvorea de manera uniforme los filetes de salmón con ajo y eneldo, y cubre cada uno con dos rodajas de limón.
6. Pon el salmón en el horno y deja que se haga, sin tapar, 10-12 minutos. Estará listo cuando veas que las bolitas de grasa empiezan a agruparse y se vuelven opacas, como el centro del pescado.
7. Retira del horno y sirve con gajos de limón.

Raciones: 4
Tiempo de preparación: 10 minutos
Tiempo de cocción: 13 minutos

GUARNICIONES Y SALSAS

Aliño de yogur griego para ensaladas

225 g de yogur griego entero
2 cucharadas de cebollino fresco picado
2 cucharadas de zumo de limón

57 g de mayonesa
2 cucharadas de eneldo fresco picado

En un bol mediano, mezcla bien todos los ingredientes y refrigera hasta la hora de usarlo.

Raciones: 8
Tiempo de preparación: 5 minutos
Tiempo de cocción: 0 minutos

Champiñones Portobello a la plancha

50 g de chalotas picadas
2 cucharadas de aceite de sésamo
3 champiñones Portobello grandes

2 cucharadas de vinagre balsámico
2 cucharaditas de salsa de soja baja en sodio

1. En una fuente poco profunda, mezcla bien las chalotas, el vinagre, el aceite y la salsa de soja.
2. Añade los champiñones y déjalos marinar toda la noche en el refrigerador.
3. Haz los champiñones a la plancha, 5 minutos por cada lado, o hasta que adquieran un color oscuro.

Raciones: 6
Tiempo de preparación: 3 minutos, más la noche anterior en que se marinan
Tiempo de cocción: 5 minutos

Calabacitas y calabacines al vapor

2 calabacines despuntados, cortados longitudinalmente por la mitad y luego en medias lunas del tamaño de un bocado
2 calabacitas cortadas longitudinalmente por la mitad y luego en medias lunas del tamaño de un bocado
2 dientes de ajo picados
1 cucharada de aceite de oliva

1. Pon a hervir una olla grande de agua.
2. Coloca los calabacines, las calabacitas y los ajos en una cesta para hacer verdura al vapor y luego introdúcela en la olla de agua hirviendo. Tapa la olla y deja que se haga la verdura durante unos 15 minutos, o hasta que esté tierna.
3. Retira del fuego y dispón las verduras en un bol grande.
4. Rocía con el aceite de oliva y remueve bien.

Raciones: 4
Tiempo de preparación: 5 minutos
Tiempo de cocción: 15 minutos

Coliflor asada

3 dientes de ajo picados
2 cucharadas de aceite de oliva
1 coliflor cortada en ramilletes de tamaño bocado
1 cucharada de romero seco
½ cucharada de chile rojo triturado
1 cucharada de perejil seco para decorar
2 cucharadas de zumo de limón

1. Precalienta el horno a 230 °C.
2. En un bol grande, mezcla bien el ajo, el aceite de oliva y la coliflor.
3. Espolvorea con romero y chile rojo. Remueve bien.
4. Vierte la mezcla en una fuente de horno antiadherente (o rocía una bandeja estándar con un espray antiadherente).
5. Hornea durante 15 minutos y dale vueltas. Hornea 15 minutos más. Retira la fuente del fuego.
6. Cubre con perejil y rocía con zumo de limón. Sirve.

Raciones: 6
Tiempo de preparación: 15 minutos
Tiempo de cocción: 30 minutos

Pan de calabacín

Si tienes que restringir el potasio, sustituye las uvas pasas por arándanos secos.

113 ml de sirope de arce
3 huevos batidos
3 cucharaditas de extracto de vainilla
1 cucharadita de sal del Himalaya
1 cucharadita de bicarbonato sódico
½ cucharadita de nuez moscada en polvo
3 cucharaditas de canela molida
320 g de harina de coco
½ cucharadita de levadura en polvo
300 g de calabacín rallado
½ cucharadita de clavos
75 g de uvas pasas (opcional)

1. Precalienta el horno a 175 °C.
2. Engrasa 2 moldes para pan.
3. Mezcla bien todos los ingredientes y en el orden indicado.
4. Vierte en los moldes.
5. Hornea 45-60 minutos, o hasta que al insertar un palillo en el centro de la masa salga limpio.

Raciones: 14
Tiempo de preparación: 15 minutos
Tiempo de cocción: 60 minutos

Batatas o boniatos al horno

2 batatas o 2 boniatos cortados en bastoncitos de 1,2 cm de grosor
1 cucharada de aceite de oliva
½ cucharadita de ajo en polvo
1 cucharadita de pimienta negra
Zumo de limón al gusto

1. Precalienta el horno a 230 °C y engrasa una bandeja para hornear.
2. En un bol, tazón, mezcla bien los bastoncitos de batata con el aceite de oliva y el ajo en polvo hasta que queden bien impregnados. Extiéndelos uniformemente sobre la bandeja para hornear.
3. Hornea las batatas durante unos 15 minutos, y luego dales la vuelta y hornéalas 10-15 minutos más hasta que queden crujientes. Si cortas bastoncitos pequeños, necesitarán menos tiempo.
4. Retira las batatas del horno y espolvoréelas con pimienta negra, al gusto. Para darles un ligero sabor cítrico, exprime sobre ellas un poquito de zumo de limón.

Raciones: 2-4
Tiempo de preparación: 10 minutos
Tiempo de cocción: 30 minutos

Calabaza cabello de ángel en olla de cocción lenta

1 calabaza cabello de ángel cortada por la mitad
470 ml de agua
2 cucharadas de aceite de oliva
1 cucharadita de albahaca seca

1. Coloca la calabaza cabello de ángel o calabaza espagueti en una olla de cocción lenta llena de agua.
2. Cocina a fuego lento durante 6-8 horas. Retira del fuego la calabaza y déjala reposar hasta que puedas tocarla sin quemarte.
3. Con la ayuda de una cuchara o un tenedor, retira y desecha las semillas de su interior.
4. Con un tenedor ve sacando tiras del interior de la calabaza, como si fueran tiras de espagueti. Sazona con aceite de oliva y albahaca.

Raciones: 2
Tiempo de preparación: 5 minutos
Tiempo de cocción: 6-8 horas

Acelgas salteadas

2 cucharadas de aceite de semilla de uva
6 dientes de ajo cortados en láminas finas
3 manojos de acelgas, variedad arcoíris, bien lavados, escurridos y troceados
½ cucharadita de chile rojo en polvo
3 cucharadas de aceite de oliva
El zumo de ½ limón
Sal y pimienta al gusto

1. En una sartén grande, calienta el aceite de semilla de uva a fuego medio.
2. Añade luego el ajo y saltéalo durante 1 minuto. Incorpora las acelgas troceadas y sazónalas con el chile. Cocínalas 3 minutos, removiéndolas con frecuencia.
3. Reduce el fuego a medio-bajo y tapa las verduras. Guísalas 3 minutos más y remueve de nuevo.
4. Deja las acelgas al fuego 1-2 minutos más, hasta que estén tiernas. Retíralas del fuego, y condiméntalas con aceite de oliva, zumo de limón, sal y pimienta al gusto.

Raciones: 4
Tiempo de preparación: 10 minutos
Tiempo de cocción: 10 minutos

Ajos asados

1 o más cabezas de ajos
2 cucharadas de aceite de oliva por cada cabeza de ajos

1. Precalienta el horno a 200 °C.
2. Pela los ajos eliminando toda la piel que puedas. Intenta que la cabeza quede intacta, sin que se separen los dientes.
3. Con cuidado, corta unos 0,6 cm de la parte superior de la cabeza del ajo hasta que se vean los dientes.
4. Coloca las cabezas de ajos en una fuente forrada con papel de horno. Rocíalas bien con el aceite de oliva dejando que éste penetre entre los dientes de ajo. Tapa bien las cabezas con papel de aluminio y hornéalas durante 40 minutos, o hasta que estén tiernas, lo cual podrás comprobar pinchándolas con un tenedor o un cuchillo.

Raciones: 4
Tiempo de preparación: 5 minutos
Tiempo de cocción: 40 minutos

Aliño de mostaza de Dijon y vinagre balsámico

2 cucharadas de aceite de oliva
2 cucharadas de vinagre balsámico
1 cucharada de miel de proximidad
1 diente de ajo picado
1 cucharadita de mostaza de Dijon

En un bol pequeño, bate todos los ingredientes del aliño. Sírvelo de inmediato o guárdalo tapado en el frigorífico. Se conserva hasta 2 semanas.

Raciones: 8
Tiempo de preparación: 3 minutos
Tiempo de cocción: 0 minutos

Vinagreta de limón

78 ml de aceite de oliva

50 ml de vinagre balsámico

3 cucharadas de zumo de limón

4 dientes de ajo picados

½ cucharadita de pimienta negra

En un bol pequeño, bate bien todos los ingredientes del aliño. Úsalo tal cual. Puedes guardarlo, tapado en el frigorífico, 2 semanas.

Raciones: 8

Tiempo de preparación: 5 minutos

Tiempo de cocción: 0 minutos

POSTRES

Ensalada de fruta fácil

Para evitar el potasio, utiliza en esta ensalada frutas con bajo contenido en él, como es el caso de las manzanas, los arándanos, las uvas, las piñas y las fresas.

900 g de piña troceada
900 g de fresas cortadas por la mitad
1 taza de uvas verdes sin semillas
1 taza de uvas rojas sin semillas
2 mangos, pelados, descorazonados y troceados
4 kiwis, pelados y troceados
500 g de frambuesas
500 g de arándanos
2 cucharadas de menta fresca picada

Lava muy bien toda la fruta y sécala o déjala escurrir. Mezcla todo bien en una ensaladera grande y espolvorea con la menta fresca.

Raciones: 8-10
Tiempo de preparación: 20 minutos
Tiempo de cocción: 0 minutos

Paleo *Brownies*

125 ml de aceite de coco
50 g de chispitas de chocolate negro
2 huevos
72 g de azúcar de arce
½ cucharadita de sal del Himalaya
3 cucharadas de almidón de arrurruz o maranta
25-50 g de cacao en polvo
2 cucharaditas de extracto de vainilla

1. Precalienta el horno a 175 °C.
2. A fuego medio y en un cazo pequeño, derrite el aceite de coco y las chispitas de chocolate.
3. Con una batidora de mano, mezcla bien todos los ingredientes hasta obtener una masa espesa.
4. Vierte la masa en un molde para hacer pan de 22 x 12 x 10 cm.
5. Hornea durante 30 minutos.
6. Deja enfriar 15 minutos.

Raciones: 12
Tiempo de preparación: 10 minutos
Tiempo de cocción: 30 minutos

Peras asadas con nueces

No es buena opción si debes restringir el consumo de fósforo.

4 peras grandes y maduras, sin semillas, cortadas longitudinalmente
4 cucharaditas de miel de proximidad
½ cucharadita de canela molida
60 g de nueces finamente picadas

1. Precalienta el horno a 175 °C.
2. Rocía con ½ cucharadita de miel cada media pera y, a continuación, espolvoréala con la canela en polvo. Cubre los trozos de pera con las nueces picadas.
3. Hornea las peras durante 30 minutos. Para que queden caramelizadas y crujientes, gratínalas 30-60 segundos.

Raciones: 4
Tiempo de preparación: 5 minutos
Tiempo de cocción: 30 minutos

APERITIVOS O TENTEMPIÉS

Salsa de alubias

200 g de alubias cocidas
230 g de queso crema o queso para untar completo
60 ml de aceite de oliva
1 diente de ajo
1 cucharada de comino en polvo
¼ de cucharadita de chile en polvo
340 g de crema agria
½ cebolla roja grande finamente picada
1 pimiento verde, finamente picado
1 pimiento rojo, finamente picado
2 limas
15 g de cilantro fresco

1. Bate las judías pinta, el queso crema, el aceite de oliva, los dos dientes de ajo, el comino y el chile en polvo. Dispón la mezcla en una fuente de 22 x 22 cm.
2. Con la ayuda de una espátula, cubre la salsa de judías con la crema agria.
3. En una sartén, saltea ligeramente la cebolla, los pimientos verdes y rojos, y el diente de ajo restante. No lo dejes mucho al fuego para que los pimientos queden firmes, no blandos.
4. Exprime las limas sobre los pimientos salteados y la mezcla de cebolla para aportarle un sabor extra. Escurre el exceso de líquido.
5. Ve echando la mezcla de pimientos sobre la crema agria hasta que cubra toda la salsa.
6. Espolvorea con cilantro.

Raciones: 8
Tiempo de preparación: 15 minutos
Tiempo de cocción: 0 minutos

Huevos rellenos (endiablados)

2 cucharaditas de pimientos rojos en conserva troceados
2 huevos duros grandes, cortados por la mitad (claras y yemas separadas)
½ cucharadita de mostaza seca
2 cucharadas de aguacate
mayonesa
½ cucharadita de pimienta negra
⅛ de cucharadita de pimentón

1. Pica bien los pimientos y mézclalos con la yema de huevo, la mostaza seca, la mayonesa y la pimienta negra.
2. Rellena con la mezcla las mitades de los huevos. Reparte bien.
3. Espolvorea los huevos con pimentón.

Raciones: 2
Tiempo de preparación: 5 minutos
Tiempo de cocción: 0 minutos

Garbanzos tostados
No es una opción ideal para evitar el consumo de fósforo.

1 lata (425 g) de garbanzos cocidos, escurridos y enjuagados
½ cucharadita de pimentón rojo ahumado
1 cucharadita de aceite de oliva

1. Escurre los garbanzos hasta que queden bien secos.
2. Precalienta el horno a 175 °C. Mezcla muy bien todos los ingredientes en un bol, y después, en una bandeja de horno, distribuye los garbanzos de manera uniforme. Hornea durante 45 minutos o hasta que queden crujientes.
3. Retíralos del horno y ponlos a enfriar.

Raciones: 4
Tiempo de preparación: 5 minutos
Tiempo de cocción: 45 minutos

Frutos secos picantes y dulces

No es buena opción si deseas evitar el fósforo.

Espray de aceite para cocinar o aceite de semilla de uva
450 g de anacardos crudos
250 g de nueces crudas
250 g de nueces pecanas crudas
70 g de almendras crudas
2 cucharadas de sirope de arce
2 cucharadas de azúcar moreno
El zumo de ½ naranja
2 cucharaditas de chipotle en polvo
2 cucharaditas de sal marina

1. Precalienta el horno a 175 °C. Engrasa una bandeja de horno con aceite en espray o píntala ligeramente con aceite de semilla de uva.
2. Mezcla todos los frutos secos en un bol grande. Añade el sirope de arce, el azúcar moreno, el zumo de naranja y el chipotle en polvo. Remueve todo bien.
3. Reparte uniformemente los frutos secos sobre la bandeja de horno y espolvoréalos con la mitad de la sal de la receta.
4. Hornea durante 25 minutos, o hasta que queden dorados, removiendo dos veces. Retira del horno y espolvorea con la sal restante. Remueve.
5. Deja que se enfríen los ingredientes, removiendo ocasionalmente para evitar que se peguen. Guarda en un recipiente con cierre hermético.

Raciones: 10
Tiempo de preparación: 10 minutos
Tiempo de cocción: 25 minutos

APÉNDICE

REGISTRO DIARIO DE ALIMENTOS

Fecha		Número de raciones			
Alimentos (incluye tamaño de la ración)	Sodio (mg)	Verduras	Frutas	Cereales	Leche/Leches alternativas
Desayuno					
Comida					
Cena					
Tentempié 1					
Tentempié 2					
Tentempié 3					
Totales diarios					
Calorías y raciones diarias recomendadas (*véase* pág. 33)					
Tipo de ejercicio					

Número de raciones				¿Cómo te sientes?
Carne (ternera/pollo/ Pescado	Frutos secos/ semillas/ legumbres	Grasas/ aceites	Dulces/ azúcares añadidos	
Duración del ejercicio				

Nivel de potasio en alimentos seleccionados

ALIMENTOS RICOS EN POTASIO (MÁS DE 200 MG)		
Alimentos	**Raciones**	**Potasio (mg)**
Acelgas	64 g	480
Aguacate	¼	245
Albaricoques	3 crudos o 6 secos	300
Alcachofa mediana	1	345
Almejas en lata	75 g	535
Alubias blancas en lata	30 g	595
Alubias secas	100 g	300-475
Alubias de Lima (cocidas/en lata)	30 g	280
Atún en lata	85 g	200-225
Boniato mediano asado con piel	1 pieza	450
Brécol	175 g	230
Calabacín	75 g	220
Calabaza	75 g	250
Calabaza cocida	75 g	250
Cangrejos	100 g	225
Cerdo	85 g	350
Cereales (100 % integral)	30 g	200-400
Ciruelas	5 piezas	305
Coles de Bruselas	50 g	250
Colinabo	70 g	280
Colirrábano	67 g	280
Champiñones	37 g	280
Chirivías	64 g	280
Dátiles medianos	5	270
Espinacas cocidas	115 g	370

Alimentos	Raciones	Potasio (mg)
Espinacas en lata	115 g	420
Fletán, atún, bacalao, pargo	85 g	480
Frutos secos (almendras, cacahuetes, avellanas, nueces, anacardos, mezcla)	28 g	200-250
Germen de trigo	28 g	250
Granada (entera)	1 pieza	400
Granola con fruta, frutos secos	55 g	200-250
Guisantes, secos	115 g	300-475
Hamburguesa con queso	1	225-400
Higos secos	2	260
Jugo de ciruelas	115 ml	370
Jugo de granada	115 ml	215
Kale (cruda)	1 taza	300
Kiwi mediano	1 pieza	240
Leche de soja	250 ml	300
Leche entera, desnatada, semidesnatada, suero	240 ml	350-380
Leche, chocolate	250 ml	420
Lentejas cocidas	37 g	365
Mango	1 pieza	325
Mantequilla de cacahuete en trozos	2 cucharadas	240
Mantequilla de cacahuete, en crema	2 cucharadas	210
Melazas	1 cucharada	295
Melón cantalupo	80 g	215
Melón dulce	85 g	200-225
Naranja mediana	1 pieza	240
Nectarina	1 pieza	275
Panecillo de salvado	56 g	300

Alimento	Ración	Potasio (mg)
Papaya mediana	½ pieza	390
Patata mediana asada con piel	1 pieza	925
Patatas cocidas	112 g	255
Patatas chips (salteadas)	28 g	465
Patatas en puré	112 g	330
Patatas fritas, comida rápida	85 g (pequeña)	470
Pavo	85 g	250
Pera mediana	1 pieza	200-225
Pistachos	28 g	295
Plátano mediano	1	425
Pollo	100 g	220
Pudín, chocolate	64 g	230
Puré o salsa de tomate	125 ml	400-550
Remolacha	75 g	655
Remolachas (crudas o cocidas)	75 g	260
Salmón, abadejo, pez espada, perca	85 g	300
Semillas de girasol o calabaza	28 g	240
Ternera asada	85 g	320
Ternera picada	85 g	270
Tomate crudo mediano	1 pieza	290
Tomate en lata	115 g	200-300
Uvas pasas sin semillas	40 g	270
Yogur (solo o con fruta)	170 g	260-435
Zumo de naranja	115 ml	235
Zumo de pomelo	115 ml	200-225
Zumo de tomate o de verduras	125 ml	275

ALIMENTOS CON UN CONTENIDO MEDIO EN POTASIO (50-200 MG)

Alimento	Ración	Potasio (mg)
Acelgas (crudas)	90 g	135
Apio (crudo)	50 g	155
Arándanos	50 g	60
Arroz (salvaje)	42 g	80
Avena	50 g	80
Bagel (con huevo o sólo)	1 pieza	70
Bagel (con pasas y canela)	1 pieza	130
Barrita de chocolate	42 g	165
Berenjena	50 g	60
Brócoli crudo	90 g	145
Café, líquido	177 ml	90
Calabacines	65 g	175-200
Camarones	85 g	155
Cebolla cruda	75 g	120
Cereales (copos de salvado)	20 g	120-150
Cerezas	10 piezas	150
Cerveza mediana	350 ml	100
Champiñones crudos	115 g	110
Ciruela	1 pieza	105
Col	75 g	150
Coliflor (cruda)	50 g	150
Compota de manzana	125 ml	90
Endibia (cruda)	25 g	80
Espárragos	6 tallos o 60 g	155
Espinacas crudas	112 g	170
Frambuesas	60 g	90
Fresas	100 g	125

Alimento	Ración	Potasio (mg)
Guisantes (congelados)	100 g	90
Helado o yogur helado de chocolate	83 g	175
Helado o yogur helado de vainilla	83 g	120-150
Huevo, grande	1 unidad	60
Judías amarillas	75 g	190
Judías verdes	75 g	90
Jugo de piña	100 ml	165
Kale, nabos, berzas	64 g	110-150
Lechuga de todo tipo	115 g	100
Limón o lima	1 pieza	80
Macedonia de fruta en lata	90 g	115
Maíz	1 mazorca	195
Mandarina	1 pieza	140
Manzana	1 pieza	150
Melocotón	1 pieza	185
Melocotones en lata	113 g	120
Moras	50 g	115
Muffin inglés	1 unidad	65
Nabos	75 g	140
Néctar de albaricoque	125 ml	140
Nueces (pecanas, de Macadamia)	28 g	125
Okra (quimbombó)	50 g	110
Pan integral	1 rebanada	70
Pepinos	64 g	80
Peras en lata	113 g	120
Pimientos (rojos)	87 g	160
Pimientos (verdes)	87 g	130

Alimento	Ración	Potasio (mg)
Piña (fresca o enlatada) ½ taza	90 g	100
Pomelo	½ pieza	175
Pudín de vainilla	86 g	150
Remolacha envasada	125 ml	125
Requesón	80 g	110
Ruibarbo	50 g	115
Salchicha Frankfurt (ternera/cerdo)	1 pieza	75
Sandía	78 g	85
Té, bebida	198 mg	65
Uvas	50 g	155
Verduras variadas	115 g	150
Vino blanco de mesa	147 ml	100
Vino tinto de mesa	147 ml	180
Zanahorias (cocidas o crudas)	25 g	180
Zumo de manzana	125 ml	½ taza 150
Zumo de uva	125 ml	170

ALIMENTOS CON BAJO CONTENIDO EN POTASIO (MENOS DE 50 MG)

Alimento	Ración	Potasio (mg)
Arándanos	50 g	45
Arroz (blanco o integral)	90 g	40-50
Bebidas carbonatadas	350 ml	<5
Castañas de agua	114 g	40
Cóctel de zumo de arándano	125 ml	45
Espaguetis o macarrones cocidos	75 g	30
Grasas y aceites	1 cucharada	<5
Hummus	1 cucharada	32

Néctar de papaya, mango o pera	125 ml	35
Pan blanco	1 rebanada	30
Queso	28 g	20-30
Tortilla de trigo o maíz	1 pieza	40-50
Waffle	1 pieza (10 cm)	40-50

Fuente: © 2018 Academy of Nutrition and Dietetics, Nutrition Care Manual®. Acceso, 10 de julio de 2017. Permitida su adaptación y publicación.

Nivel de fósforo en alimentos seleccionados

ALIMENTOS CON ALTO CONTENIDO EN FÓSFORO (MÁS DE 100 MG)

Alimento	Ración	Potasio (mg)
Almendras	28 g	140
Atún (enlatado con agua y escurrido)	140 ml	140
Avena	50 g	160
Bacalao, fletán, salmón, atún	85 g	200-280
Batido	120 ml	260
Budín o natillas, hecho con leche	115 ml	150
Buey o ternera	85 g	200
Cacao caliente preparado	170 g	100-150
Casquería	28 g	125
Cerdo (lomo)	85 g	200
Crema de leche light o semidesnatada	120 g	110
Frutos secos variados	28 g	100-130
Galleta	1 pieza (10 cm)	140
Galleta o goffre	1 pieza (10 cm)	120
Gambas o cangrejos	85 g	110
Germen de trigo	1 cucharada	115
Granola	75	150
Hamburguesa vegana o de soja	1 unidad	145
Judías o guisantes (cocidos o enlatados)	30 g	100-140
Leche condensada endulzada	150 g	390
Leche de soja	240 ml	130
Leche de todo tipo	240 ml	240
Leche evaporada	125 ml	260
Lentejas	100 g	180
Mantequilla de cacahuetes u otros frutos	2 cucharadas	115

Alimento	Ración	Potasio (mg)
Ostras medianas	3 piezas	180
Patata mediana, al horno con piel	1 pieza	120
Pavo, carne blanca o roja	85 g	180
Pescado: abadejo, lucio, pez espada	85 g	200-280
Pollo, carnes blanca	85 g	200
Queso fresco	125 g	170
Queso ricotta	125 g	225
Quesos: cheddar, mozzarella, Suiza, provolone	28 g	150
Salvado de avena	25 g	140-350
Sardinas	85 g	420
Semillas de girasol o calabaza	28 g	340
Tofu firme	87 g	100-150
Tortilla de maíz	2 piezas (15 cm)	120
Vainas de soja	100 g	210
Yogur, natural o con fruta	165 g	220-360

ALIMENTOS CON CONTENIDO MEDIO EN FÓSFORO (50-100 MG)

Alimento	Ración	Potasio (mg)
Alubias cocidas	30 g	95
Arroz integral o silvestre	125 g	75
Beicon	2 lonchas	70
Barrita de chocolate	45 g	90
Barritas de granola	1 unidad	70
Bollito	56 g	75
Boniato mediano al horno con piel	1 pieza	60
Cacao	2 cucharadas	80
Cereales (sin salvado)	64 g	50-100

Alimento	Ración	Potasio (mg)
Cerveza normal o Ale	350 ml	50
Champiñones	37 g	60
Espaguetis, trigo integral	70 g	65
Espárragos	115 g	45
Espinacas	112 g	50
Galletas, tipo sándwich	4 piezas	40
Guisantes frescos	75 g	65
Huevo grande	1 unidad	95
Leche helada, helado o yogur helado	125 ml	75
Maíz	37 g	65
Pan integral	1 rebanada	55
Panecillo (muffin)	1 unidad	50
Panecillo bagel	1 pieza (7,6 cm)	50
Pasta, fideos de huevo	75 g	60
Pastelito	1 pieza (5 x 5 cm)	90
Queso parmesano	2 cucharadas	90
Salami	28 g	65
Té helado, enlatado	350 ml	95

ALIMENTOS CON BAJO CONTENIDO EN FÓSFORO (MENOS DE 50 MG)

Alimento	Ración	Potasio (mg)
Arroz blanco	100 g	35
Café (bebida)	170 g	5
Calabaza cabello de ángel	75 g	11
Caramelos	28 g	30
Cereales: arroz y maíz	140 g	20
Coles de Bruselas	50 g	45
Crema o sémola de trigo o sémola	115 g	20

Alimento	Ración	Potasio (mg)
Crema líquida, no láctea	28 ml	20
Espaguetis o macarrones	100 g	40
Espinacas	115 g	40-50
Fruta (la mayoría de ellas)	1 pieza	<30
Gelatina	74 g	30
Gominolas duras o gelatinosas	28 g	5
Grasas y aceites	1 cucharada	<5
Judías verdes o amarillas	75 g	20
Malta (con chocolate)	1 cucharada	35
Palomitas de maíz, maíz inflado	63 g	30
Pan blanco	1 rebanada	25
Pan integral de centeno	1 rebanada	45
Polos helados	1 unidad	0
Pretzels	28 g	30
Pudín o natillas preparadas	113 g	45
Queso cremoso o de untar	28 g	30
Refrescos (cola o similar)	340 ml	40-50
Refrescos: lima-limón, ginger ale	340 ml	0
Salchichas de cerdo	28 g	40
Sorbete	120 ml	30
Té negro, bebida	170 mg	2
Tomate, crudo	1 mediano	30
Verdura	150 g	30
Vino (de cualquier variedad)	141 ml	30
Zumo de frutas	120 ml	15-30

Fuente: © 2018 Academy of Nutrition and Dietetics, Nutrition Care Manual®. Acceso, 10 de julio de 2017. Permitida su adaptación y publicación.

Muestra de menús

EJEMPLO DE DIETA IRC DE 3 DÍAS

	DESAYUNO	ALMUERZO	CENA	TENTEMPIÉ
Día 1	Tortilla de verduras (pág. 131).	Pescado especiado al horno (pág. 141) con arroz integral.	Ensalada de espinacas (pág.143).	Frutos secos picantes y dulces (pág. 176).
Día 2	Avena con frutos del bosque (preparada la noche anterior) (pág. 133).	Pasta Primavera (pág. 150).	Pollo con limón y romero (pág. 146).	Garbanzos tostados (pág. 175).
Día 3	*Parfait* de yogur griego (pág. 136).	Cuscús con verduras (pág. 145).	Escalopa de pollo a la plancha (pág. 147).	Huevos rellenos (endiablados) (pág. 175).

EJEMPLO DE DIETA IRC DE 3 DÍAS

	DESAYUNO	ALMUERZO	CENA	TENTEMPIÉ
Día 1	Batido de avena y plátano (pág. 129).	Ensalada de arroz y verduras con vinagreta de limón (pág. 138)	Cuscús con verduras (pág. 145).	Melocotones con crema batida: melocotones en lata sin azúcar con 2 cucharadas de crema batida no láctea.
Día 2	Tortilla de verduras (pág. 131).	Carne picada de pavo con aliño de lima (pág. 139) .	Pasta Primavera (pág. 150)	Uvas refrigeradas o congeladas.
Día 3	Avena con frutos del bosque preparada la noche anterior (pág 133).	Pescado especiado al horno (pág. 141).	Verduras con curry (pág. 154).	Galletas de limón.

EJEMPLO DE DIETA PARA EL TRATAMIENTO DE DIÁLISIS

	DESAYUNO	ALMUERZO	CENA	TENTEMPIÉ
Día 1	Zumo de arándanos (118 ml) con 2 huevos y 2 rebanadas de pan blanco tostado y mantequilla.	Sándwich de ensalada de atún con lechuga y mayonesa. Pretzels bajos en sal; 236 ml de ginger ale.	Hamburguesa con panecillo y 1 o 2 cucharadas de kétchup.	Rodajas de manzana.
Día 2	Burrito con 2 huevos, cebolla, brócoli y pimientos enrollados en una tortilla de harina de trigo de unos 15 cm.	Ensalada de pollo con pan blanco/Palitos de zanahoria cruda.	Ensalada grande con lechuga, pepinos, rábanos y pimientos, aliñada con aceite de oliva y vinagre de manzana.	Galletas bajas en sodio.
Día 3	Zumo de arándanos (118 ml) panecillo tostado con 2 cucharadas de queso crema o queso de untar.	Ensalada de salmón envasado.	85 g de pollo asado con 125 g de arroz blanco y 150 g de zanahorias y guisantes cocidos.	Piña fresca.

Plantilla para la planificación de comidas

Desayuno	Proteína	Fósforo	Potasio	Sodio	Líquido
Comida					
Cena					
Tentempiés					
Total					
Total recomendado	...... g	...... mg	...... mg	...... mg	...... ml

Lista de la compra

Anota la cantidad/el volumen necesario en la línea en blanco

VERDURAS: Frescas o congeladas mejor
que envasadas o en lata: si son así,
enjuagar y escurrir bien antes de usarlas.

- ❑ _____ Acelgas
- ❑ _____ Aguacates
- ❑ _____ Ajos
- ❑ _____ Alcachofas
- ❑ _____ Apio
- ❑ _____ Berenjenas
- ❑ _____ Berros
- ❑ _____ *Bok choy* (col china)
- ❑ _____ Boniatos o batatas
- ❑ _____ Brócoli
- ❑ _____ Brotes de alfalfa
- ❑ _____ Calabaza
- ❑ _____ Calabaza
- ❑ _____ Cebollas
- ❑ _____ Cebolletas
- ❑ _____ Chirivías
- ❑ _____ Coles de Bruselas
- ❑ _____ Coliflor
- ❑ _____ Endibias
- ❑ _____ Espárragos
- ❑ _____ Espinacas
- ❑ _____ Hierba de trigo
- ❑ _____ Judías verdes
- ❑ _____ Kale
- ❑ _____ Lechuga romana

- ❑ _____ Okra
- ❑ _____ Patatas rojas
- ❑ _____ Pepinos
- ❑ _____ Pimientos
- ❑ _____ Pimientos
- ❑ _____ Remolachas
- ❑ _____ Repollo
- ❑ _____ Setas
- ❑ _____ Tomates
- ❑ _____ Aceitunas
- ❑ _____ Algas
- ❑ _____ Grelos
- ❑ _____ Patatas moradas
- ❑ _____ Rábanos
- ❑ _____ Rúcula
- ❑ _____ Tupinambo
- ❑ _____ Zanahorias

FRUTAS

- ❑ _____ Albaricoques
- ❑ _____ Arándanos
- ❑ _____ Arándanos
- ❑ _____ Bayas de goji
- ❑ _____ Cerezas
- ❑ _____ Ciruelas

- ❏ _____ Cocos
- ❏ _____ Frambuesas
- ❏ _____ Fresas
- ❏ _____ Granadas
- ❏ _____ Higos
- ❏ _____ Limas
- ❏ _____ Limones
- ❏ _____ Mangos
- ❏ _____ Manzanas
- ❏ _____ Melocotones
- ❏ _____ Melón cantalupo
- ❏ _____ Moras
- ❏ _____ Naranjas
- ❏ _____ Nectarinas
- ❏ _____ Papayas
- ❏ _____ Peras
- ❏ _____ Piñas
- ❏ _____ Plátanos
- ❏ _____ Pomelos
- ❏ _____ Ruibarbos
- ❏ _____ Sandías
- ❏ _____ Uvas

PESCADOS

- ❏ _____ Arenque
- ❏ _____ Atún (envasado en agua)
- ❏ _____ Bacalao
- ❏ _____ Caballa
- ❏ _____ Fletán
- ❏ _____ Gambas
- ❏ _____ Lampuga

- ❏ _____ Lubina
- ❏ _____ Mero
- ❏ _____ Pargo rojo
- ❏ _____ Salmón (fresco o envasado)
- ❏ _____ Sardinas

LÁCTEOS/ALTERNATIVAS A LOS LÁCTEOS

- ❏ _____ Kéfir
- ❏ _____ Leche de almendras sin azúcar
- ❏ _____ Leche de anacardos sin azúcar
- ❏ _____ Leche de cabra
- ❏ _____ Leche de coco sin azúcar
- ❏ _____ Leche de vaca de cultivo biológico

CARNES/ALTERNATIVAS A LA CARNE

- ❏ _____ Beicon de pavo
- ❏ _____ Bisonte
- ❏ _____ Cordero
- ❏ _____ Huevos
- ❏ _____ Pato
- ❏ _____ Pavo
- ❏ _____ Pollo
- ❏ _____ Tempeh
- ❏ _____ Ternera

FRUTOS SECOS Y SEMILLAS

- ❏ _____ Almendras

- ❏ _____ Avellanas
- ❏ _____ Mantequillas de frutos secos
- ❏ _____ Mantequillas de semillas
- ❏ _____ Nueces
- ❏ _____ Nueces de Brasil
- ❏ _____ Nueces de Macadamia
- ❏ _____ Nueces pecanas
- ❏ _____ Piñones
- ❏ _____ Pistachos
- ❏ _____ Semillas de calabaza
- ❏ _____ Semillas de cáñamo
- ❏ _____ Semillas de chía
- ❏ _____ Semillas de lino
- ❏ _____ Semillas de sésamo

GRASAS/ACEITES

- ❏ _____ Aceite de aguacate
- ❏ _____ Aceite de almendra
- ❏ _____ Aceite de coco
- ❏ _____ Aceite de nuez
- ❏ _____ Aceite de oliva
- ❏ _____ Aceite de semilla de uva
- ❏ _____ Aceite de sésamo
- ❏ _____ Ghee
- ❏ _____ Mantequilla (elaborada con pienso de cultivo biológico)

CEREALES/LEGUMBRES

- ❏ _____ Alubias (de todo tipo)
- ❏ _____ Amaranto

- ❏ _____ Arroz integral
- ❏ _____ Arroz salvaje
- ❏ _____ Avena
- ❏ _____ Cebada
- ❏ _____ Espelta
- ❏ _____ Farro
- ❏ _____ Lentejas
- ❏ _____ Muesli
- ❏ _____ Pan de lino
- ❏ _____ Pasta de arroz integral
- ❏ _____ Pasta de garbanzos
- ❏ _____ Pasta de harina de escaña (Einkorn)
- ❏ _____ Pasta de lentejas
- ❏ _____ Quinoa
- ❏ _____ Teff
- ❏ _____ Tortillas de cereal germinado

ESPECIAS Y HIERBAS

- ❏ _____ Ajo
- ❏ _____ Albahaca
- ❏ _____ Canela
- ❏ _____ Cayena
- ❏ _____ Chili
- ❏ _____ Cilantro
- ❏ _____ Clavos
- ❏ _____ Comino
- ❏ _____ Condimento Mrs. Dash
- ❏ _____ Cúrcuma
- ❏ _____ Eneldo
- ❏ _____ Estragón

- ❏ _____ Hinojo
- ❏ _____ Jengibre
- ❏ _____ Menta
- ❏ _____ Menta
- ❏ _____ Mezcla de condimentos (bajos en sodio o sin sal sin potasio añadido)
- ❏ _____ Nuez moscada
- ❏ _____ Orégano
- ❏ _____ Paprika
- ❏ _____ Perejil
- ❏ _____ Pimienta negra
- ❏ _____ Romero
- ❏ _____ Salvia
- ❏ _____ Semillas de cilantro
- ❏ _____ Semillas de mostaza
- ❏ _____ Tomillo

CONDIMENTOS Y SALSAS

- ❏ _____ Coco aminos (fermentación de la leche de coco)
- ❏ _____ Estevia
- ❏ _____ Extractos (vainilla/ almendra)
- ❏ _____ Guacamole
- ❏ _____ Hummus
- ❏ _____ Mayonesa (con aceite de aguacate)
- ❏ _____ Miel
- ❏ _____ Mostaza
- ❏ _____ Sal rosa del Himalaya
- ❏ _____ Salsa
- ❏ _____ Tamari
- ❏ _____ Vinagre balsámico
- ❏ _____ Vinagre de manzana

BIBLIOGRAFÍA

Academy of Nutrition and Dietetics: Nutrition Care Manual. http://www.nutritioncaremanual.org. Acceso el 10 de julio de 2017.

BORGHI, L. y SCHIANCHI, T., *et al.*: «Comparison of Two Diets for the Prevention of Recurrent Stones in Idiopathic Hypercalciuria». New England Journal of Medicine 346, n.º 2 (2002): 77-84. doi:10.1056.

CENTER FOR FOOD SAFETY AND APPLIED NUTRITION: «Labeling & Nutrition: Changes to the Nutrition Facts Label». United States Food and Drug Administration. www.fda.gov/Food/GuidanceRegulation/GuidanceDocumentsRegulatoryInformation/LabelingNutrition/ucm385663.htm. Página visitada el 4 de julio de 2017.

CENTER FOR MINDFUL EATING: «The Principles of Mindful Eating». www.thecenterformindfuleating.org/Principles-Mindful-Eating. Página visitada el 4 de mayo de 2017.

CHIU, S. y BERGERON, N. *et al.*: «Comparison of the Dash (Dietary Approaches to Stop Hypertension) Diet and a Higher-Fat Dash Diet on Blood Pressure and Lipids and Lipoproteins: a Randomized Controlled Trial». American Journal of Clinical Nutrition, v. 103, n.º 2 (2016): 341-347. doi:10.3945/ajcn.115.123281.

CLEVELAND CLINIC: «Kidney Stones: Oxalate-Controlled Diet». 17 de febrero de 2015. https://my.clevelandclinic.org/health/articles/kidney- stones-oxalate-controlled-diet. Fuente comprobada el 9 de junio de 2017.

COLMAN, S.: «Best Cereal Choices for the Kidney Diet». DaVita.com. 9 de julio de 2010. http://blogs.davita.com/kidney-diet-tips/best-cereal-choices-for-the-Kidney-diet. Comprobada el 3 de julio de 2017.

DaVita Kidney Care: «Dietary Protein and Chronic Kidney Disease». Da Vita.com. www.davita.com/kidney-disease/diet-and-nutrition/diet-basics/dietary-protein-and-chronic-kidney-disease/e/5302. Visitada el 12 de mayo de 2017.

—: «Potassium and Chronic Kidney Disease». DaVita.com. www.davita.com/kidney-disease/diet-and-nutrition/diet%20basics/potassium-and-chronic-kidney-disease/e/5308. Comprobada el 10 de septiembre de 2017.

Erdman, J. W. Jr. y Carson, L. et al.: «Effects of Cocoa Flavanols on Risk Factors for Cardiovascular Disease». Asia Pacific Journal of Clinical Nutrition, 17 (2008): 284S-287. www.ncbi.nlm.nih.gov/pubmed/18296357

Group, E.: «What Are Phytochemicals? Discovering Their Health Benefits». Global Healing Center. 3 de noviembre, 2016. www.globalhealingcenter.com/natural-health/what-are-phytochemicals/#1. Comprobada el 10 de junio de 2017.

Harris, Ch.: «Mindful Eating; Studies Show This Concept Can Help Clients Lose Weight and Better Manage Chronic Disease». Today's Dietician, v. 15, n.º 3 (marzo de 2013). www.todaysdietitian.com/newarchives/030413p42.shtml

Harvard Heart Letter: «Potassium and Sodium Out of Balance». Harvard Health Publishing. Abril de 2009. www.health.harvard.edu/newsletter_article/Potassium_and_sodium_out_of_balance. Revisada el 4 de diciembre de 2017.

Hyman, M.: «Good Fats vs. Bad Fats: Dr. Hyman's Healthy Cheat Sheet». The Chalkboard. 11 de marzo de 2016. http://thechalkboardmag.com/dr-hyman-good-fat-bad-fat. Visitada el 10 de julio de 2017.

Jakobsen, M. U. y Dethlefsen, C., et al.: «Intake of Carbohydrates Compared with Intake of Saturated Fatty Acids and Risk of Myocardial Infarction: Importance of the Glycemic Index». American Journal of Clinical Nutrition, v. 91, n.º 6 (junio de 2010): 1764-8. doi: 10.3945/ajcn.2009.29099.

Kibangou, I. B. y Bouhallab, S., et al.: «Milk Proteins and Iron Absorption: Contrasting Effects of Different Caseinophosphopeptides».

Pediatric Research, v. 58, n.º 4 (2005): 731-4. doi:10.1203/01.PDR. 0000180555.27710.46.

KREWSKI, D. y YOKEL, R. A., *et al.*: «Human Health Risk Assessment for Aluminium, Aluminium Oxide, and Aluminium Hydroxide». Journal of Toxicology & Environmental Health: Parte B, v. 10, n.º 1 (2007): 101. doi:10.1080/10937400701597766.

KRINSKY, N. I. y LANDRUM, J. T., *et al.*: «Biologic Mechanisms ofthe Protective Role of Lutein and Zeaxanthin in the Eye». Annual Review of Nutrition, v. 23, n.º 1 (2003): 171-201. doi: 10.1146/ annurev.nutr. 23.011702.073307.

LEWIS, J. L.: «Overview of Electrolytes». Merck. www.merck manuals. com/home/hormonal-and-metabolic-disorders/electrolyte-balance/ overview-of-electrolytes. Visitada el 4 de julio de 2017.

MAHAN, L. K. y RAYMOND, J. L., *et al.*: Krause's Food and the Nutrition Care Process. Nueva York: Elsevier Health Sciences, 2013.

MARTIN, W., ARMSTRONG, L., *et al.*: «Dietary Protein Intake and Renal Function». Nutrition & Metabolism, v. 2, n.º 25 (20 de septiembre de 2005): 2-25. doi:10.1186/1743-7075-2-25.

MAY, M.: Eat What You Love, Love What You Eat. Austin: Greenleaf Book Group Press, 2013.

MERCOLA, J.: Fat for Fuel: A Revolutionary Diet to Combat Cancer, Boost Brain Power, and Increase Your Energy. Carlsbad, California: Hay House, 2017.

MERCOLA, J.: «How to Prevent and Treat Kidney Health with Food», Mercola.com. 15 de febrero de 2016. http://articles.mercola.com/ sites/articles/archive/2016/02/15/foods-for-kidney-health.aspx. Visitada el 4 de julio de 2017.

MILLER, C. K. y KRISTELLER, J. L., *et al.*: «Comparative Effectiveness of a Mindful Eating Intervention to a Diabetes Self-Management Intervention among Adults with Type 2 Diabetes: A Pilot Study». Journal of the Academy of Nutrition and Dietetics, v. 112, n.º 11 (2012): 1835-1842. doi:10.1016/j.jand.2012.07.036.

MORENO F., B. y LATRE, M. L., *et al.*: «Soluble and Insoluble Dietary Fibre Intake and Risk Factors for Metabolic Syndrome and Cardiovascular Disease in Middle-Aged Adults: the AWHS». Nutrición

Hospitalaria, v. 30, n.º 6 (2014): 1279-88. doi:10.3305/nh. 2014.30.6.7778.

NATIONAL HEART, LUNG y BLOOD INSTITUTE: «DASH Eating Plan». US Department of Health and Human Services. Acceso el 12 de enero de 2018. www.nhlbi.nih.gov/health-topics/dash-eating-plan

—: «In Brief: Your Guide to Lowering Your Blood Pressure with DASH». Revisado en agosto de 2015.

NATIONAL INSTITUTE OF DIABETES AND DIGESTIVE y KIDNEY DISEASES: «Anemia in Chronic Kidney Disease». National Institutes of Health. 1 de julio de 2014. www.niddk.nih.gov/health-information/kidney-disease/chronic-kidney-disease-ckd/anemia. Visitada el 20 de junio de 2017.

NATIONAL INSTITUTES OF HEALTH: «Sodium/Potassium Ratio Linked to Cardiovascular Disease Risk». 18 de marzo de 2016. www.nih.gov/news-events/nih-research-matters/sodium/potassium-ratio-linked-cardiovascular-disease-risk. Visitada el 5 de julio de 2017.

NATIONAL KIDNEY FOUNDATION: «Diabetes: A Major Risk for Kidney Disease». www.kidney.org/atoz/content/diabetes

—: «Understanding Your Lab Values». www.kidney.org/atoz/content/understanding-your-lab-values

—: «Your Guide to the New Food Label», 3 de febrero de 2017. www.kidney.org/atoz/content/foodlabel. Visitada el 4 de junio de 2017.

PANDEY, K. B. y RIZVI, S. I.: «Plant Polyphenols as Dietary Antioxidants in Human Health and Disease». Oxidative Medicine and Cellular longevity, v. 2, n.º 5 (2009): 270-78. doi: 10.4161/oxim. 2.5.9498.

RENAL & UROLOGY NEWS: «DASH-style Diet Effective in Preventing, Delaying CKD Progression». www.renalandurologynews.com/nutrition/dash-style-diet-effective-in-preventing-delaying-ckd-progression/ article/243706. Visitada el 11 de agosto de 2017.

STAUFFER, M. E. y TAO FAN: «Prevalence of Anemia in Chronic Kidney Disease in the United States». PloS One. 2 de enero de 2014, doi: https://doi.org/10.1371/journal.pone.0084943.

TAYLOR, E. y FUNG, T. T., et al.: «DASH-style Diet Associates with Reduced Risk for Kidney Stones». Journal of the American Society of Nephrology, v. 20, n.º 10 (2009): 2253-2259. doi:10.1681/ASN. 2009030276.

TOBIAN, L.: «Dietary Sodium Chloride and Potassium Have Effects on the Pathophysiology of Hypertension in Humans and Animals». American Journal of Clinical Nutrition, v. 2, (1997): 606S-611S. www.ncbi.nlm.nih.gov/pubmed/9022555

WILLIAMS, C. y RONCO, C., *et al.*: «Whole Grains in the Renal Diet; Is It Time to Reevaluate Their Role?». Blood Purification, v. 36, n.º 3-4 (2014): 210-214, doi:10.1159/000356683.

XIAO, Ch. W.: «Health Effects of Soy Protein and Isoflavones in Humans». Journal of Nutrition, v. 138, n.º 6 (2008): 1244S-9S. www.ncbi.nlm.nih.gov/pubmed/18492864

Índice analítico

Índice